ビビッと心電図 波に乗ったお笑い芸人

【モニター心電図編】

編集 ● リブロ・サイエンス

LibroScience

新宿しんぞう劇場

開演の辞

「あ、あ、あれ？　これもう流れているの？　え？　ほんと？」
：（間）
「えへん！　本日は、お足もとの悪い中、新宿しんぞう劇場に足を運んでいただき誠にありがとうございます。

　私は、劇場支配人のミスターAEDと申します。

　当劇場は、モニター心電図を広く皆さまに知っていただくことを目的に作られました。

　今、売り出し中の若手芸人「ザ・心電図」が、モニター心電図でわかる重要な不整脈を演じます。

　「どうしても心電図がわからない」、「心電図なんて嫌いだ！」という心電図アレルギーの人にも十分に楽しんでいただける内容となっています。きっと楽しんでいただけることでしょう。

　そろそろ、準備ができたようです。

　それでは、ゆっくりとお楽しみください。

　これより新宿しんぞう劇場の開演です。

新宿しんぞう劇場支配人　ミスターAED

キャラクター紹介

ドウケツくん
音声さん。
「ザ・心電図」の
元マネージャー。
解雇になったあと
音声係に転身する。

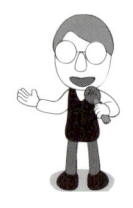

ミスター AED
新宿しんぞう劇場支配人。
若手芸人に雷を落とす
怖いけど頼れる人。

洞結節さん
「ザ・心電図」の
マネージャー。
二人に刺激を与える
しっかり者。

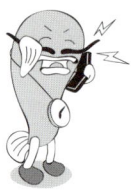

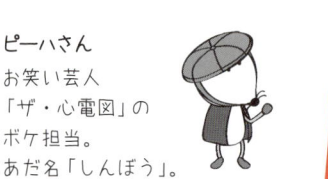

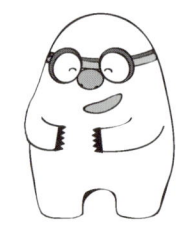

QRSさん
お笑い芸人
「ザ・心電図」の
突っ込み担当。
あだ名「しんしつ」。

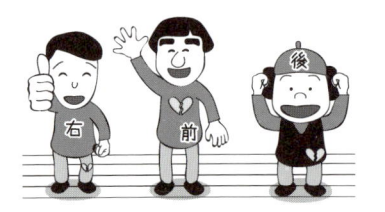

ピーハさん
お笑い芸人
「ザ・心電図」の
ボケ担当。
あだ名「しんぼう」。

ドーキドキ倶楽部
頼れるベテラントリオ芸人。
うっ君、前さん、後さくの三人。
鉄板ギャグの「うー!!」で
ドカンと笑いを取る。

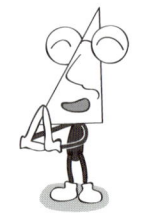

ケントさん
アメリカから来たピン芸人。
一発芸は手を三角にした
「デルタ、デルタ!」。

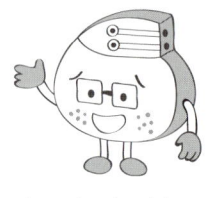

ペースメーカーくん
「ザ・心電図」の監視役。
ときどき本社から派遣
される学生。

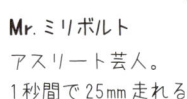

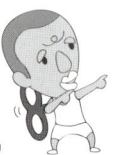

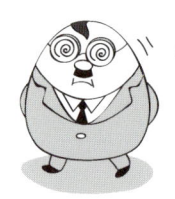

Mr. ミリボルト
アスリート芸人。
1秒間に25mm走れる。

迷走神経さん
本社の重役。
おかしな行動をとる
若手芸人に檄(ゲキ)を
飛ばしにくるお偉いさん。

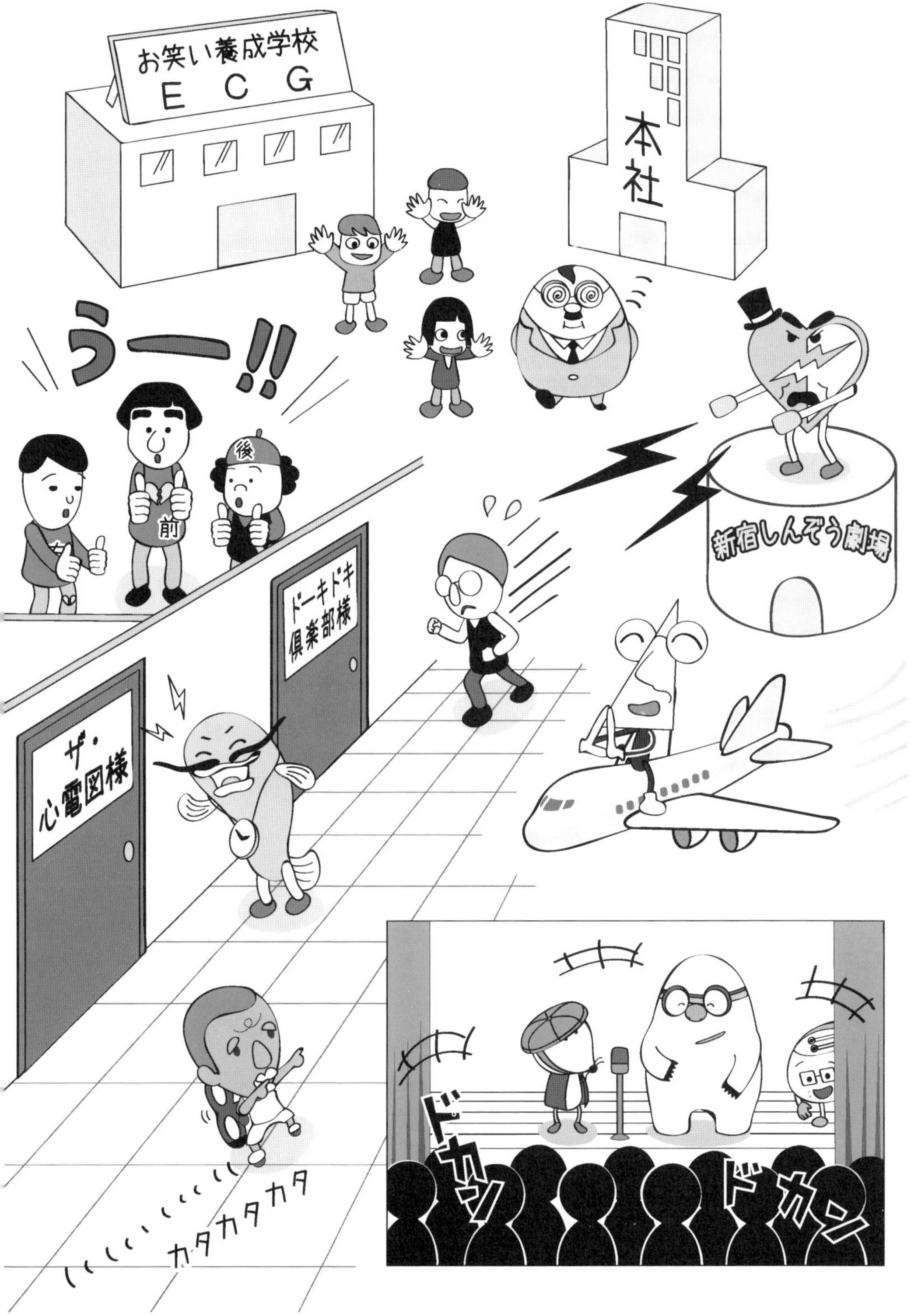
お笑い養成学校
ＥＣＧ
本社
うー!!
後
前
新宿しんぞう劇場
ドーキドキ
倶楽部様
ザ・
心電図様
ドカン
ドカン
カタカタカタ

シーン01

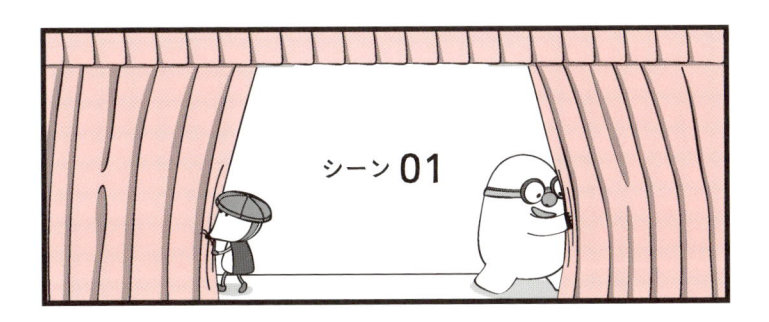

　あなたの名前は、**キューアールエス**（QRS）と言います。相方、ピーハさんとともにこの春にデビューした若手お笑いコンビです。その名前は「**ザ・心電図**」。
　一所懸命頑張っていつかはビッグになることを目指しています。
　二人は新宿にある「**お笑い養成学校ECG**」の同期生です。

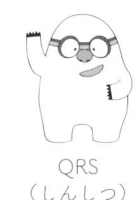

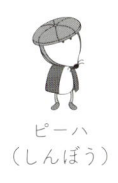

QRS
（しんしつ）

　ピーハさんのあだ名は「**しんぼう**」。一時期、養成学校の先輩から理不尽ないじめにあっていたことがありましたが、それをじっと辛抱（しんぼう）していたことがあったので、そう名付けられました。
　あなた（QRSさん）のあだ名は「**しんしつ**」。何があっても落ち着いているあなた。いつしか、周りの人たちからあなたといるとまるで寝室（しんしつ）にいるように落ち着くと言われ

ピーハ
（しんぼう）

1

シーン 01

たのが、あだ名の由来です。

　養成学校で、あなたは、「しんぼう」と呼ばれていたピーハさんと出会います。ピーハさんは、それほど大きくはないのですが、その存在感は群を抜いていました。あなたと二人でいると必ずあなたより先に出てくれて、あなたを刺激してくれる存在でした。

　そんな二人が、お笑いコンビ「ザ・心電図」を結成したのです。
　「ザ・心電図」は、今では珍しい正統派漫才。ボケ担当は「しんぼう」ピーハさん。突っ込みはあなた（「しんしつ」QRS）です。ネタはあなたが作っています。しっかり者のあなた。ザ・心電図はあなたで成り立っていると言っても過言ではありません。しかし、そこはコンビ。**ピーハさんと二人揃って初めてザ・心電図が成り立ちます。**

　ピーハさんが舞台に上がれば、必ずあなたも出なければなりませんし、二人が揃ってネタをやって初めて客席はドカンと沸くのです。当然ながら、二人はコンビなので必ず一緒に出演します。ピンでの仕事はできません。

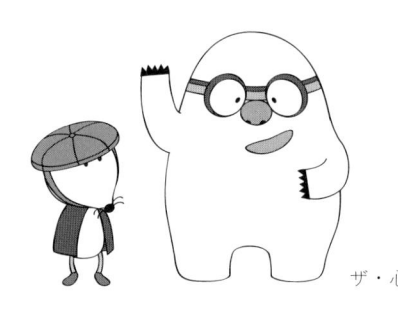

ザ・心電図

2

主に活躍している場所は、「新宿しんぞう劇場」。ここで今は一日に午前、午後、夕方の３公演を定期的に行っています。

　この劇場は、まだできて５年しか経っていないので、新しく、綺麗で気持ちの良い場所ですが、難点が一つ。ここの支配人がめちゃめちゃ怖い人なのです。

　支配人の名前は「ミスターAED」。「AED」とは、**あつく**（**A**tsuku）、**えらく**（**E**raku）、**どつく人**（**D**otsukuhito）からきているそうです。とにかく営業利益のことしか頭にないので、ダメな若手芸人にはとにかく厳しい。若手に気合が入っていなかったりすると、すぐに雷が落ちます。ザ・心電図の二人もときどき雷を落とされています。

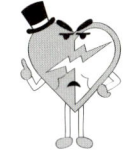

支配人
（ミスターAED）

　さてさて、今日も新宿しんぞう劇場で、あなたは活躍しているようですよ。ちょっと覗いてみましょうか。
　ほら！　マネージャーのしっかり者、「洞結節さん」がやってきましたよ。

01 ある日の新宿しんぞう劇場

平日の午前中。公演前の大部屋の楽屋。
ドアを開け、まだ午前中なのにもかかわらずテンションMAXで入ってくるマネージャー「洞結節」。

洞結節　「それじゃ。今日もいってみましょう〜!!!　はいはい。ピーハちゃん！　QRSっち！　頑張っていきましょうね〜!!」

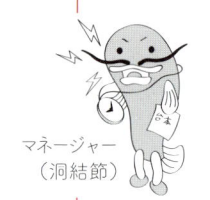

パイプ椅子に座る、冷静な二人（ピーハ、QRS）。

ピーハ　「洞さん。今日の公演は何回っすか？」

洞結節　「今日はね。えーと、えーと（手帳を取り出す）、午前、午後、夕方の3公演！　3公演！　ちょっと少ないかな。うん、少ないな。もっともっと頑張って一日10公演を目指しましょうね〜」

QRS　「（小さく独り言）おいおい」

時計を確認する洞結節。

洞結節　「さて!!　そろそろ時間ですよ。さあ、頑張っていきましょう。ピーハちゃん！」

ピーハの肩を叩く。

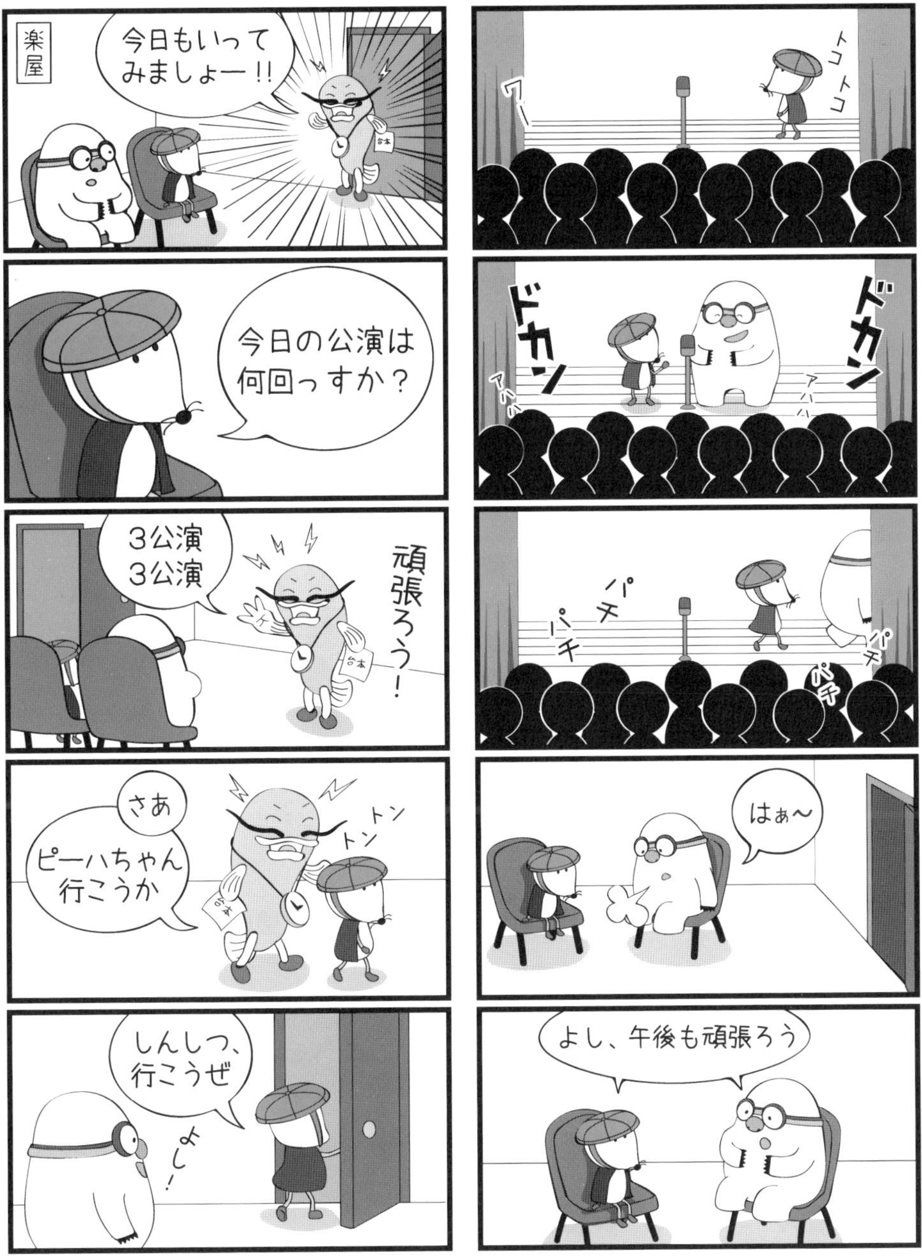
楽屋
今日もいってみましょー!!
台本
今日の公演は何回っすか?
3公演 3公演
頑張ろう!
台本
さあ
ピーハちゃん 行こうか
トン トン
しんしつ、行こうぜ
よし!
ワー
トコトコ
ドカン
ドカン
アハハ
アハハ
パチ パチ
パチ パチ
パチ パチ
はぁ〜
よし、午後も頑張ろう

解説 01

❶ 心臓に電気が走る

　心臓は電気が走ると収縮するという性質があります。電気が走るというとイメージが湧きにくいと思いますが、たとえば、あなたも好きな人と目があったときに「ビ、ビ、ビッ」と身体に電気が走ったように感じたことがあるのではないでしょうか。心臓も「ビ、ビ、ビッ」と電気が走ると収縮します。あなたの場合は、好きな人と目があったときに電気が流れましたが、心臓の場合は右心房の上部にある**洞（房）結節**からの刺激で電気が流れ始めます。一度発生した電気は、素早く心筋に伝わって心臓を収縮させる**刺激伝導系**という特殊な経路が存在します。

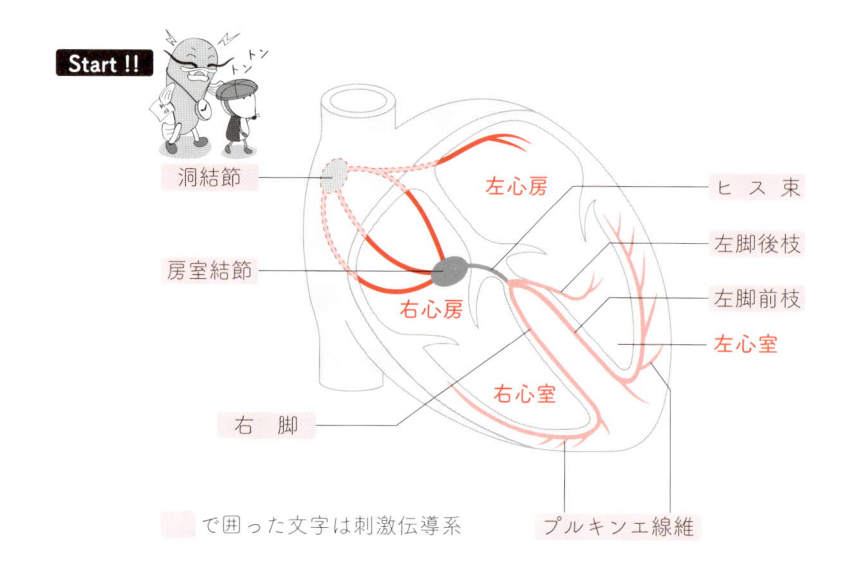

図：刺激伝導系

- 洞結節
- 房室結節
- 右脚
- 左心房
- 右心房
- 右心室
- ヒス束
- 左脚後枝
- 左脚前枝
- 左心室
- プルキンエ線維

　　で囲った文字は刺激伝導系

8

正常波（洞調律）

❷ 刺激伝導系って何？ 心電図との関係は？

　刺激伝導系は、具体的には右心房の上部にある**洞結節**から始まり、**心房**を通り、右心房と右心室の間にある**房室結節**を経て、**ヒス束**、**右脚・左脚**、**プルキンエ線維**から**心室**へと続きます。この経路に電気が流れることによって心房、心室の順に収縮するのです。この流れがそれぞれの波として心電図に表現されているのです。

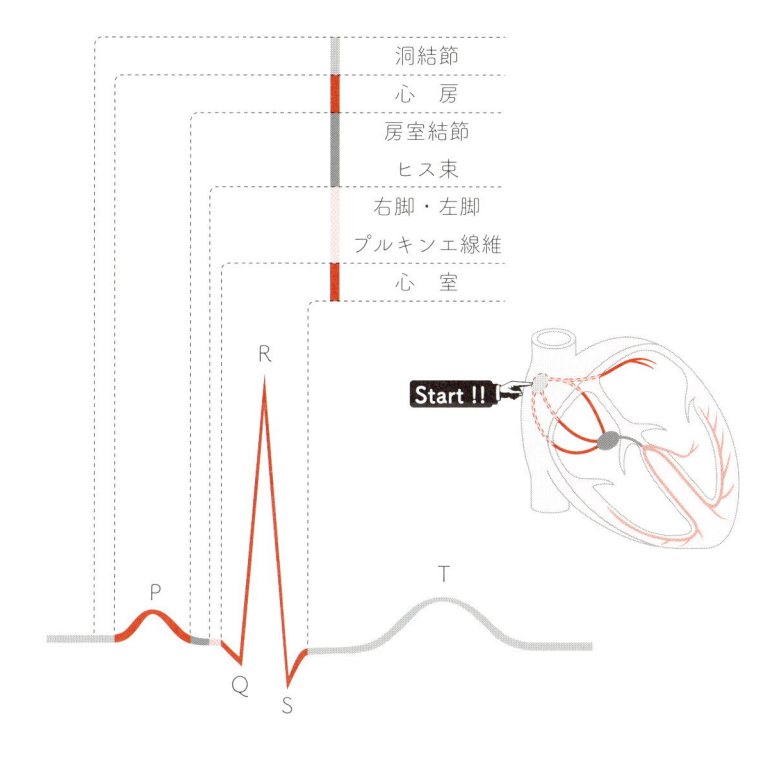

✍ ヒス束＝His束（Hisは19世紀のスイスの神経学者）。
　プルキンエ線維＝Purkinje線維（Purkinjeは19世紀のチェコの解剖学者）。
✍ 房室結節とヒス束を合わせて「**房室接合部**」と言います。

❸ お笑い芸人にたとえると……

　刺激伝導系は、**まず洞結節から始まります**。マネージャーの「洞結節さん」が、「しんぼう（心房）」に刺激を伝えます。すると「ピーハさん（P波）」が舞台に上がります（心房が収縮し、心電図上にP波が出現）。

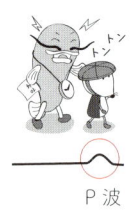

ピーハちゃん、行こうか

P波

　それに引き続いて、あなた「しんしつ（心室）」が刺激され、「QRSさん（QRS波）」がピーハさん（P波）に続いて舞台に上がるのです（心室が収縮し、心電図上にQRS波が出現）。

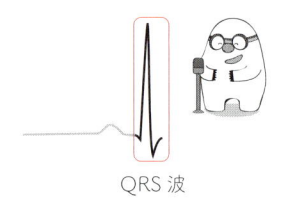

QRS波

　ザ・心電図はコンビなのでピーハさんが出たら必ずQRSさんが舞台に上がります（P波が出たらQRS波が心電図に出現）。

✍ Q波、R波、S波はQRS波として一塊で考えましょう。QRS群（QRS complex）とも言います。

正常波（洞調律）

　また、二人は続けて舞台に上がってネタをやらないと（心臓を収縮させないと）おかしなことになりますし、その出演間隔も午前、午後、夕方と定期的になっています（R-R間隔は等しい）。

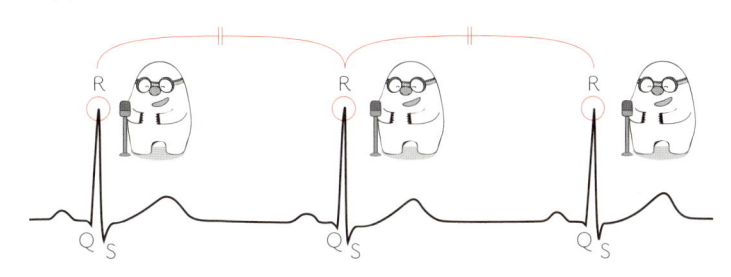

　舞台から楽屋に戻った後（心筋が収縮した後）、しんしつ（QRSさん）は溜め息をついています。これは心筋の**再分極**で、**次回の心筋の収縮に向けての準備**をしているところです。その溜め息こそT波です。

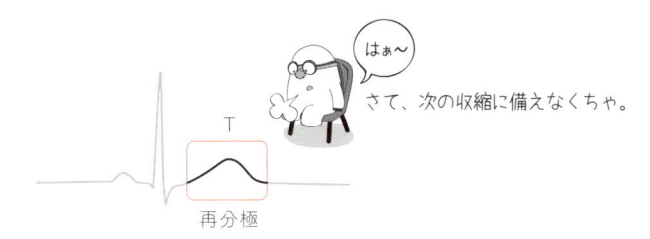

　心筋の再分極とは、心筋が収縮を終えて次の収縮に向けての準備をしている状態のことです。心筋は安静な状態にあるときは「分極」という状態にあります。それが、心筋が収縮する

> 分極、脱分極、再分極というコトバが苦手な人は、それぞれ心筋の安静、収縮、次の収縮のための準備期間と考えて下さい。

解説 01

　ときに、心筋にビ、ビ、ビッと電気が流れると「分極」の状態が変化します。これを「**脱分極**」と言います。この変化（脱分極）後に次の収縮に備えるため、心筋は再び安静時の状態に戻ろうとします。このこと、すなわち、再び分極の状態に戻ろうとすること、それを「再び分極状態へ」＝「**再分極**」と言うのです。

　このように、新宿しんぞう劇場では、毎回ザ・心電図が出演するとき（心臓が収縮するとき）には、洞結節の刺激によりP波、QRS波、T波が規則正しく出現しているのです。

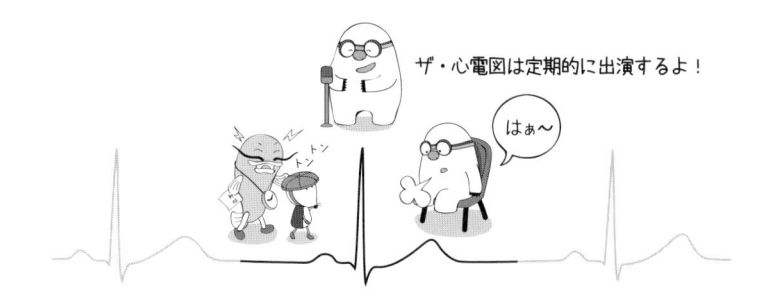

　これが**洞調律（正常波）**です。ザ・心電図は、一日3公演に出演していますが、実際の心臓の心拍数は**毎分50～100回**程度までが正常です。

📖 調律＝リズム。

正常波（洞調律）

まとめ

【正常波】

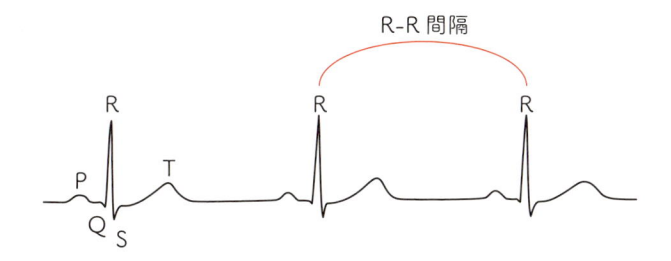

R-R 間隔

- ♥ P波、QRS波、T波からなる。
- ♥ P波 ……………… 心房の収縮

　QRS波 ……… 心室の収縮（脱分極）

　T波 ……………… 心室の再分極（次の収縮に備える段階）
- ♥ 刺激伝導系は、

　洞結節→房室結節→ヒス束→脚→プルキンエ線維→心室

　で構成される。
- ♥ 脚は右脚、左脚前枝、左脚後枝に分かれる。
- ♥ 洞結節は正常な心拍動のペースメーカーとして機能する。
- ♥ 洞結節の刺激によって起こる心臓の拍動リズムを洞調律という。
- ♥ 心拍数の基準値は 50 〜 100 回/分である。

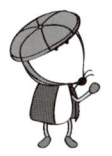

解説 01

コラム

【自動能】

　心臓の筋肉（心筋）は普通の筋肉と違い、ちょっと特殊な筋肉です。どのように特殊かというと、自分ひとりで勝手に収縮する機能があるのです。同じ筋肉でも、からだを動かす骨格筋にそのような機能はありません。もし骨格筋に自分ひとりで収縮する機能があったら、ひとりでに歩き出したりして大変なことになりますね。ところが、心筋は自ら電気刺激を生じ、収縮することができるのです。この機能を「**自動能**」と言います。

　心筋がこの自動能によって自分勝手に動き出してしまうと、心臓の至るところが勝手気ままに動いてしまい、これまた大変なことになりますが、実際にはそんなことはありません。

　心臓の自動能の速さは心臓の部位によって決まっています。房室結節では1分間に40〜60回、心室では40回程度です。**なかでも洞結節の自動能が最も早く60〜100回**あります。この洞結節で起こる電気刺激が一番早いため、その刺激が他の心筋に伝わり心臓を収縮させ、心拍数となるのです。**洞結節が心拍のペースメーカー**と呼ばれる所以です。

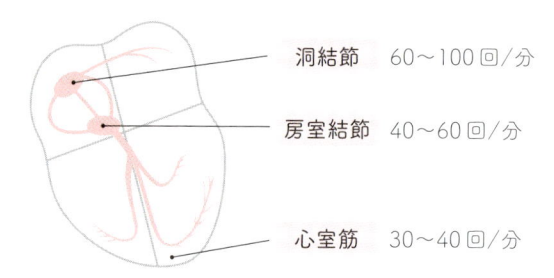

洞結節　60〜100回/分

房室結節　40〜60回/分

心室筋　30〜40回/分

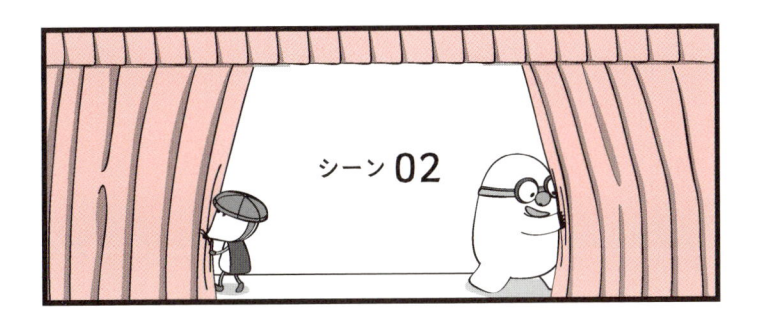

お笑いの世界は実力の世界。たとえデビュー間もない若手であっても面白ければ公演回数は増えます。逆に、面白くなければどんなにキャリアを積んだベテランでも公演回数は減っていってしまいます。公演回数が増えれば増えるほどギャラも増え、良いことですが、あまりに増えすぎると体力が続かなくなり問題が出てきます。

　でも、売れなくなって公演回数が減ってしまうのはもっと問題ですが……。

♥　　♥　　♥

　午前中の公演が終わって、疲れが出たのか、あなた（QRSさん）は眠り込んでしまいました。
　夢の中でも芸人生活を送っているあなた。さすがは根っからの芸人気質ですね。

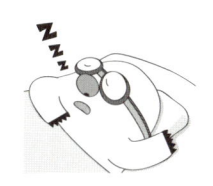

シーン02

　でも、夢の中の「ザ・心電図」はちょっと大変なことになっているようです。

（夢の中）
　ふぁああああああ。
　ザ・心電図の劇場での人気はうなぎ上り。出演するたびに、ドッカンドッカン笑いが取れるようになり、公演もなんと１時間おきに一日10回以上になりました。マネージャーの洞結節さんが狂ったように二人を呼びにきます。
　忙しいのはうれしいのですが、あまりに多くの回数舞台に上がらなければならないので、だんだんと体力的にしんどくなってきています。規則正しい公演スケジュールなので、まだましですが……。

（また、夢の中）
　ふぁあああああああ。
　今度はザ・心電図のピンチです。なぜか全くウケなくなってしまいました。そのため、公演はなんと週に１回のみ。いくら規則正しいとはいえ、こんな回数では食べていくことも到底できません。
　困りました……。

scenario 02　夢の中 ①

ある日の新宿しんぞう劇場。
公演前の個室の楽屋。
ドアをノックする音（ドンドン、ドンドン）。

洞結節　「洞結節ですけど〜。またまた出番ですよ〜‼」
ピーハ　「しんしつ！　洞結節さんが、また、出番だって‼」
QRS　「おお、しんぼう。また出番？　わかった。今行く」

疲れ果てた重い足を引きずりながらなんとか舞台へ。

QRS　「まだ定期的だからいいけど、これがこのあと何日も続くとしんどいな……」

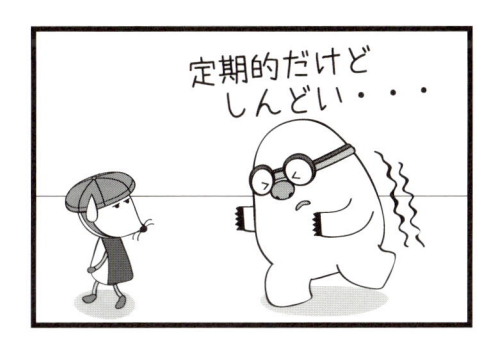

シナリオ 02

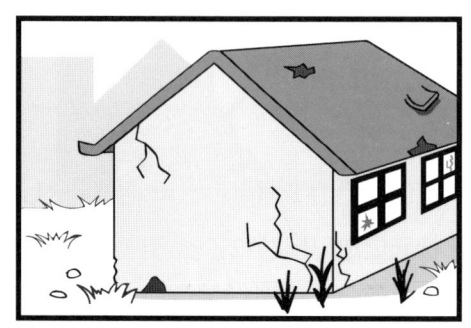

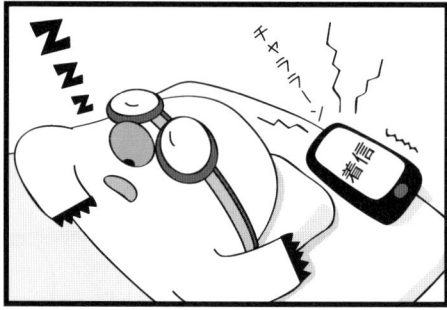

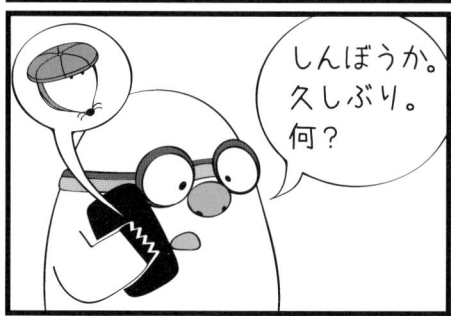

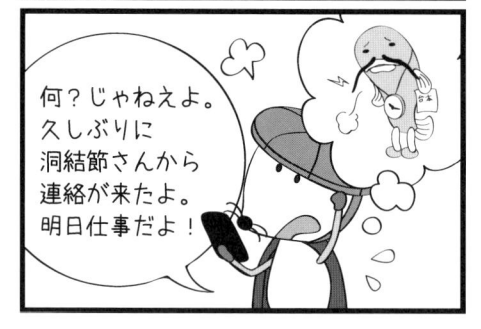

解説02 洞性頻脈、洞性徐脈

❶ 心電図を見たら、まずは……

　心電図を見たときにまずしなければならないことは、**心拍数の確認**です。先ほど「正常波（洞調律）」のところで心拍数は毎分50～100回程度までが正常と言いましたが、それ以上になると**頻脈**、それ以下になると**徐脈**と言います（60回以下を徐脈とする書籍もあります）。

　心電図を見たときに、その心電図が**頻脈や徐脈でないのかを確認**しなければなりません（正常範囲は一応の目安として覚えて下さい。実際の臨床ではこれに患者さんの症状の有無を加味して判断することも忘れないで下さいね）。

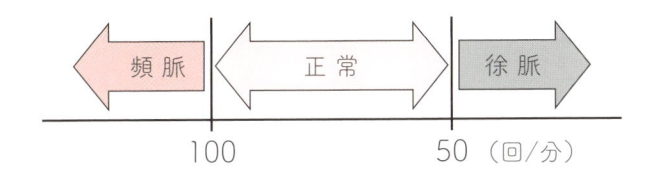

```
← 頻脈 │ 正常 │ 徐脈 →
       100      50 （回/分）
```

📝 英語で頻脈をtachycardia、徐脈をbradycardiaと言うため、臨床の場では頻脈になっていることを「タキっている」、徐脈を「ブラディ」と言ったりします。

解説 02

❷ では、心拍数はどうやって求めるのか？

心拍数はR-R間隔を測定して求めます。 R-R間隔はQRSさんの出演間隔です。この間隔が1分間にいくつあるかで心拍数が決まります。

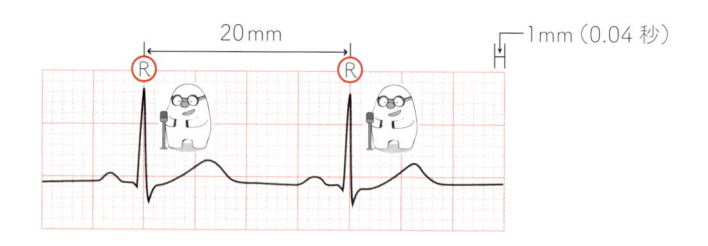

心電図は**0.04秒間に1mm進みます**（p.24参照。これも決まり事なので、深く考えずに覚えてしまいましょう）。たとえばR-R間隔が20mmであった場合、その間隔は、

　20×0.04秒＝0.8秒

になります。これが60秒間にいくつあるかということなので、

　60÷0.8＝75回

心拍数は75回/分ということになります。

正確にはこのようにして計算しますが、これが面倒な人は、おおよその心拍数を割り出す良い方法があります。詳しくはp.26で解説しますが、その前に心電図の記録紙について説明しておきます。

❸ 記録紙のこと

筋肉芸人の **Mr. ミリボルト** さんの話をしましょう。

Mr. ミリボルトさんは芸歴5年のアスリート芸人です。学生時代は、陸上部に所属していたらしく、短距離の地区大会優勝の経歴を持っています。その運動能力の高さを利用して、スポーツもののいくつかの番組に出演しています。

運動神経抜群なのですが、残念ながら背がとても低いので、走ること以外の結果はいつもいまひとつです。でも、芸人ですからそれがかえって面白いところになっています。

芸名の由来は、「足が速い」つながりで、ジャマイカの100m走世界記録保持者ウサイン・セント・レオ・ボルトから、「ボルトの小さい版」ということで、「ミリ」ボルトと名付けたそうです。

かなりの「自分大好き芸人」で、事務所に掛け合って、自分そっくりの小さなゼンマイ人形を作ってもらい販売しています。

そのミリボルト人形は大きさが何と **1cm** !! ちいさっ！

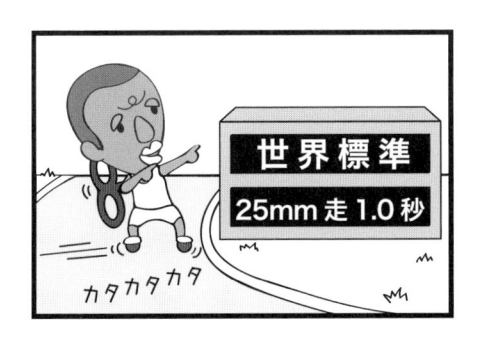

解説 02

　ゼンマイ仕掛けで動くのですが、その動く速さは、**1秒間に25mm**と微妙な速さです。

　ところで、心電図の記録紙の横軸は時間（秒）を表し、縦軸は電位（mV）を表しています。
　紙送りの速度は**毎秒25mm**です。これはミリボルト人形の動く速さ（1秒間に25mm）と同じですね。
　すなわち、
　　0.2秒で5mm、
　　0.04秒で1mm、
進むことになります。

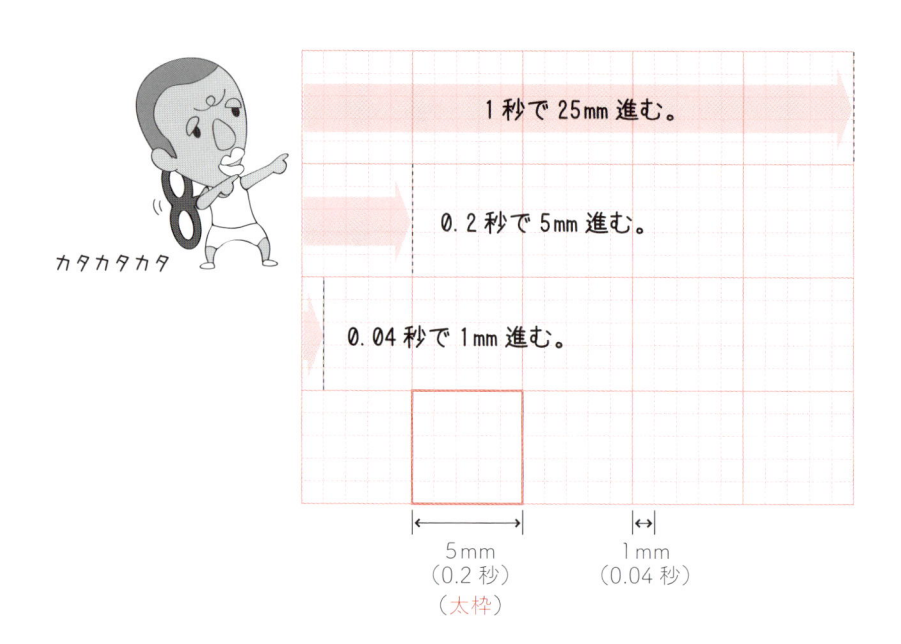

カタカタカタ

1秒で25mm進む。

0.2秒で5mm進む。

0.04秒で1mm進む。

5mm
（0.2秒）
（太枠）

1mm
（0.04秒）

次に**較正波**(こうせいは)(別名キャリブレーション)の話をしましょう。較正波とは心電図が紙に記録されるときに最初に表示される「**電位のスケール**」のことです。標準感度は**縦1cmに1mV**を表示する感度になっています。これも、ミリボルト人形の身長が1cmであったことと関連がありそうですね。

心電図の波形が高すぎる場合や低すぎる場合には、この較正波をそれぞれ5mm/1.0mV、20mm/1.0mVになるように調節して高さを縮小or拡大することがありますから、波形を読む場合はこの較正波を見落とさないように注意して下さい。

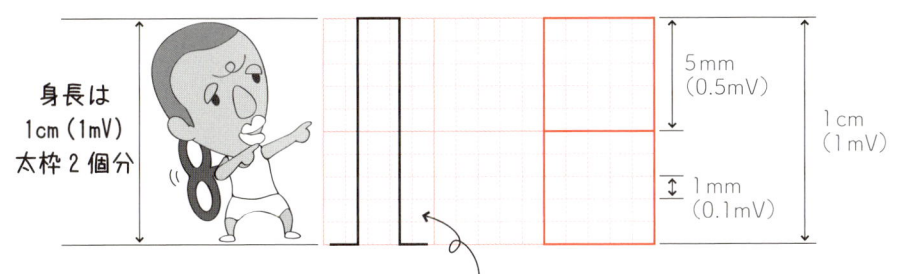

身長は
1cm(1mV)
太枠2個分

5mm
(0.5mV)

1cm
(1mV)

1mm
(0.1mV)

較正波の標準も1cm(1mV)
太枠2個分

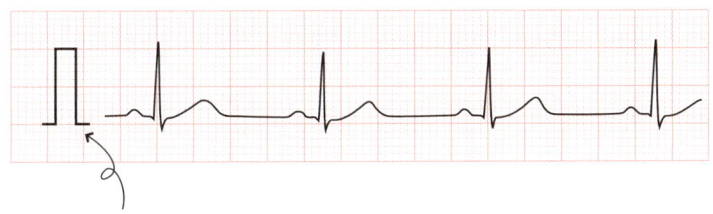

心電図の端に印刷されます。

標準波形を見慣れているので、波形が縮尺あるいは拡大表示されている場合は、頭の中でそれぞれの大きさを変換するという作業が入るため、読み誤る可能性があるので、注意が必要です。

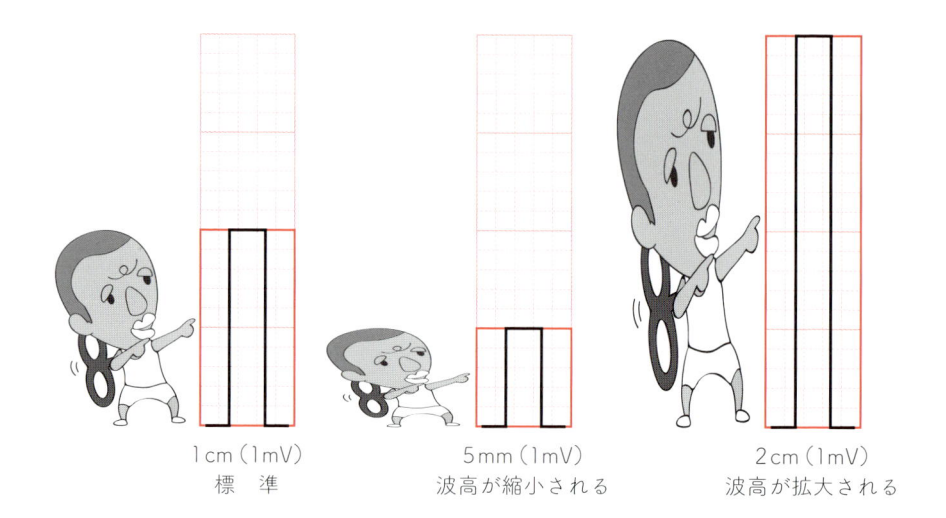

解説 02

1cm（1mV）
標　準

5mm（1mV）
波高が縮小される

2cm（1mV）
波高が拡大される

❹ では、心拍数はどう求めるのが簡便か？

　答えは簡単です。R-R間隔の中にある**太枠マスの数**で心拍数がわかるのです。対応は下記のとおりです。例えばR-R間隔の中にある太枠マスが1個だと心拍数が300回/分、2個だと150回/分、3個だと100回/分というふうになります。「300、150、100、75、60、50、43」と呪文を唱えるように覚えてしまいましょう。

太枠マス	1個	2個	3個	4個	5個	6個	7個
心拍数（1分間）	300	150	100	75	60	50	43

←頻脈　　正常　　徐脈→

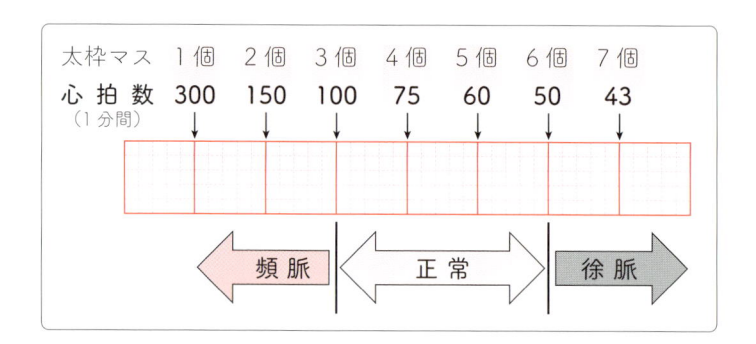

洞性頻脈、洞性徐脈

また、R-R間隔の中にある太枠マスの数（Nマス）を使い心拍数を求める簡易計算式があります。

$$300 \div N マス = 心拍数$$

【例】太枠マスが5マスの場合の心拍数
$$300 \div 5 = 60 回/分$$

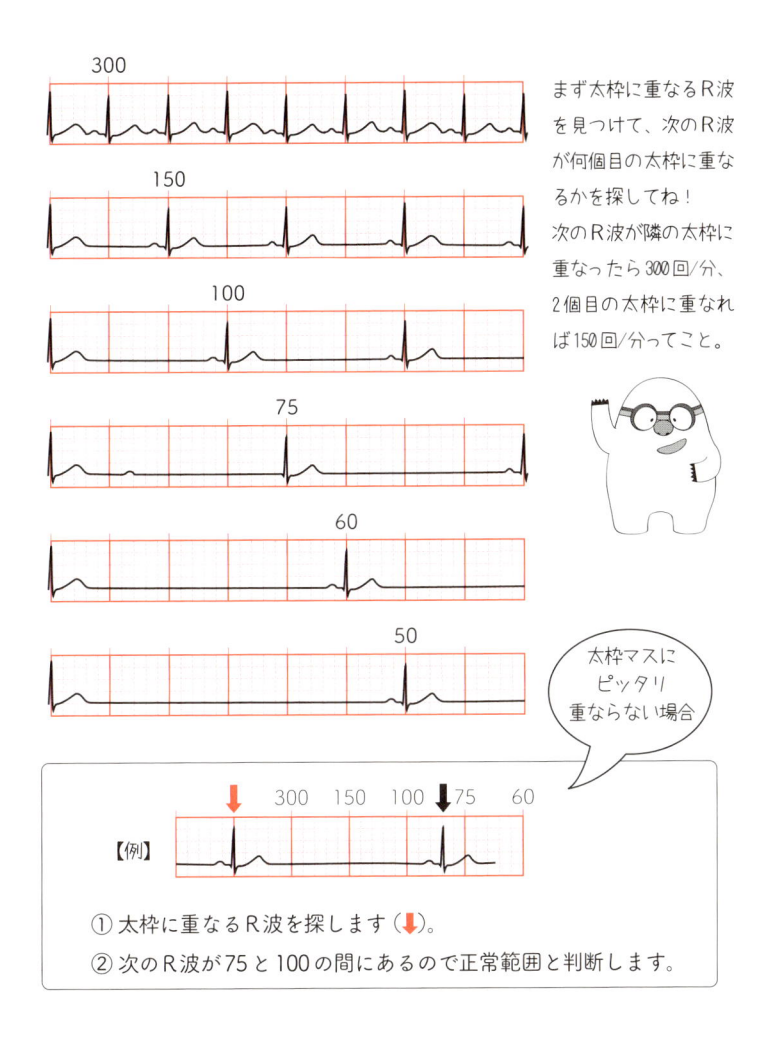

まず太枠に重なるR波を見つけて、次のR波が何個目の太枠に重なるかを探してね！
次のR波が隣の太枠に重なったら300回/分、2個目の太枠に重なれば150回/分ってこと。

太枠マスにピッタリ重ならない場合

① 太枠に重なるR波を探します（⬇）。
② 次のR波が75と100の間にあるので正常範囲と判断します。

❻ 洞性徐脈とは

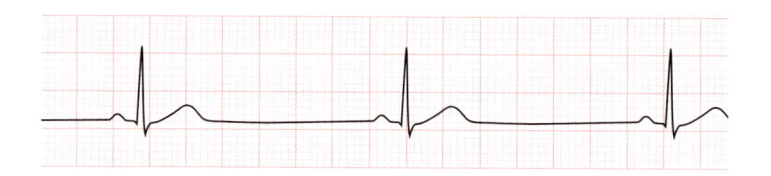

　心拍数が **50回/分を下回ると徐脈**になります。洞結節からの興奮発生回数が減少して起こる「洞調律の徐脈」を**洞性徐脈**と呼びます。つまり、売れなくなってしまい、出演回数がきわめて少なくなり、週1回や月1回など定期的にしか出演していない状態です。ピーハさんもQRSさんも問題はありませんが、**マネージャーの洞結節さんが呼びに来ない**のです。

　これは**暇なだけで、大きな問題にはなりません。**しかし、あまりに暇になりすぎて生活するお金もなくなってしまうと非常に問題です。すなわち、洞性徐脈が出現しても、通常、体の状態は安定していて問題はありませんが、息切れや、倦怠感、めまい、失神、低血圧などの症状が出たときは注意が必要です（p.164参照）。

洞性頻脈、洞性徐脈

久しぶりにピーハを呼びに来た洞結節さん
（刺激産生の低下した洞結節）

久しぶりのマネージャーの呼びかけに
舞台に上がるピーハ

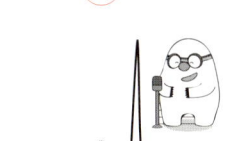

ピーハに続いて、いつもどおり
舞台に上がるQRS

洞結節さんが呼びに来ない！

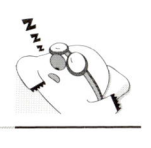

まだ来ない。
公演はなくなったのかな？

久しぶりに洞結節さんから連絡が入り、
舞台に上がるピーハ。
QRSに伝える。

しんぼうか。久しぶり。何？
洞結節さん、やる気あるのかなぁ？

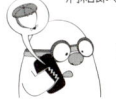

続いて舞台に上がるQRS

カタカタカタ

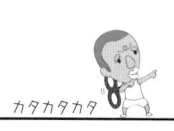

シーン03

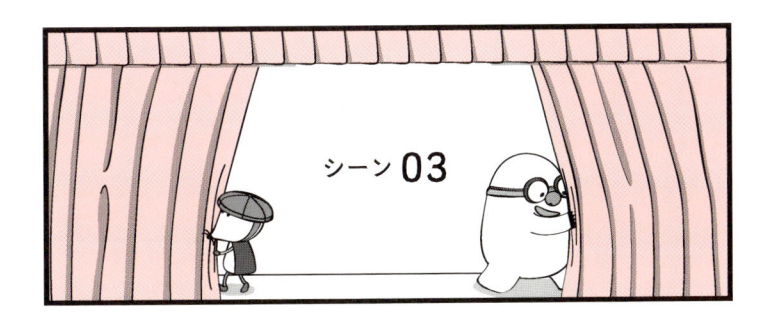

　ピーハさんが芸人を続けていくうえで少し困ったことがありました。それは、極度のあがり症だということです。今でこそ、毎日の公演をそつなくこなせるようになりましたが、結成当時は、それはそれはひどいものでした。その頃のお話をしましょう。

❤　❤　❤

　その日は午前、午後の一日2公演の日でした。午前公演の出番の前、あなた（QRSさん）はしっかりしているのに、相方のピーハさんが緊張で全身ブルブル震えていました。

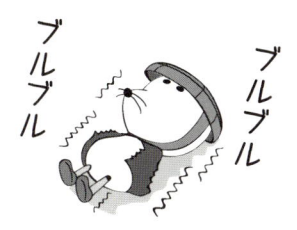

① ある日の新宿しんぞう劇場の大部屋楽屋

ソファーに横になり全身を不規則に震わすピーハ。
その横で心配そうに見つめるQRS。

QRS 「おい！　大丈夫か？　しんぼう！　大丈夫か？」

ピーハ、無言で震える。

QRS 「ダメだな。これは。しょうがない。俺一人で何ができるかわからないけど、舞台に穴をあけるよりはましだ。行ってくるぞ！」

一人で出演するQRS。
なんとかそれなりに笑いを取る。

午後。いまだに震えるピーハ。

QRS 「おい、しんぼう。いい加減にしろよ。しっかりしろよ」

うんざりするQRS。時計を見て驚くQRS。

QRS 「しまった!!　もう午後の公演が始まってる!!　まずい、遅れた〜。やっぱりマネージャーがいてくれないと厳しいな」

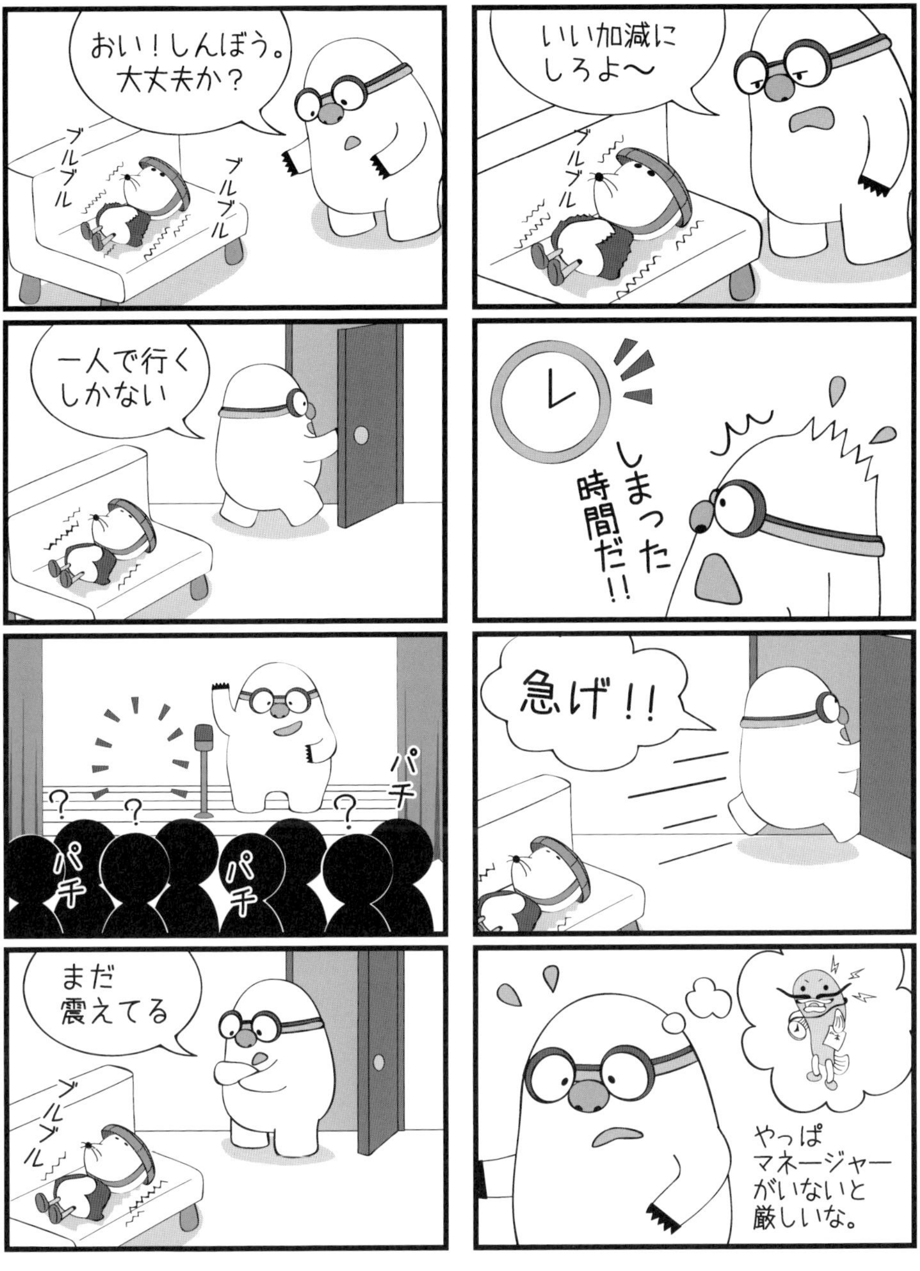
おい！しんぼう。大丈夫か？
ブルブル
ブルブル
一人で行くしかない
パチ
パチ
パチ
まだ震えてる
ブルブル
いい加減にしろよ～
ブルブル
しまった時間だ!!
急げ!!
やっぱマネージャーがいないと厳しいな。

② またある日の新宿しんぞう劇場の大部屋楽屋

椅子にすわり、大きな貧乏ゆすりをしているピーハ。その横で心配そうに見つめるQRS。

QRS 「どう？ しんぼう？ 出られそう？」
ピーハ 「(貧乏ゆすりしながら) だ・い・じょ・う・ぶ。な・ん・と・か・す・る・よ」
QRS 「おい、おい、全然ダメだよ。しっかりしてくれよ。今日も俺一人でなんとかやるしかないか」

一人で出演するQRS。なんとか笑いを取る。

午後の公演前。いまだに貧乏ゆすりをするピーハ。

QRS 「まだ、ダメ？ 勘弁してくれよ。もう時間だから俺一人で行くけど、これが続くと劇場にも迷惑かかるし、俺たち解散だよ」

楽屋を出るQRS。

41

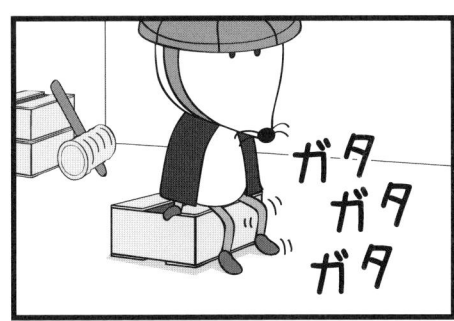

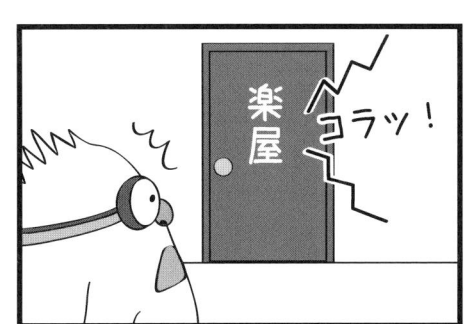

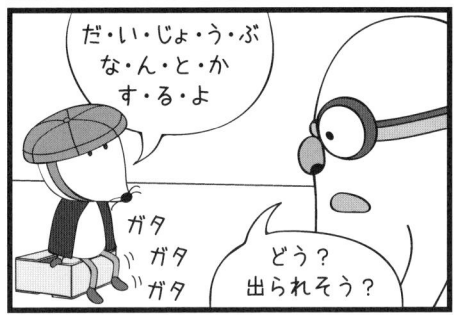

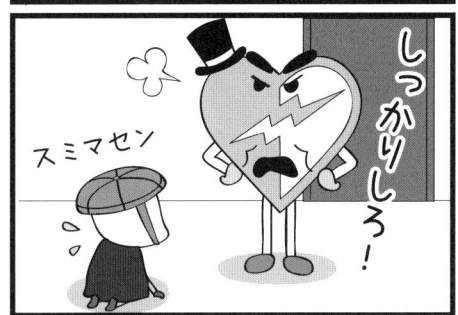

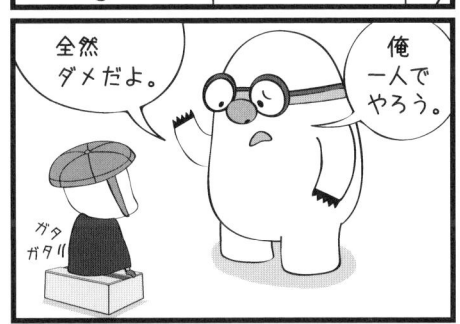

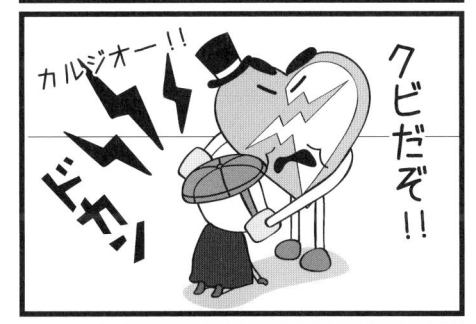

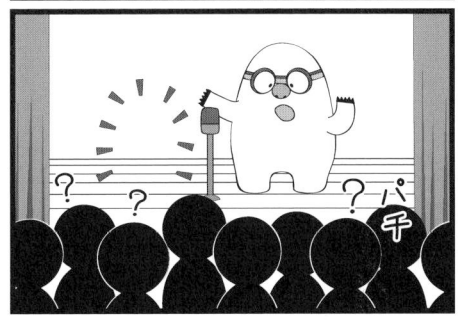

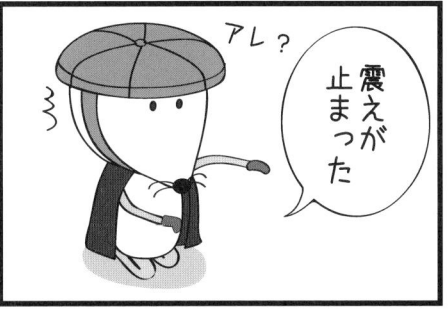

公演から帰ってきたQRS。楽屋の外廊下。
楽屋の中から漏れ出す大きな声。

AED 「ピーハ!!! しっかりしろ!!! なにブルブル震えてんだ!!! そんなんじゃクビだぞ〜!!!」

驚いてドアを開けるQRS。
なかでは、正座をさせられてミスターAEDに説教を受け、うなだれるピーハ。

ピーハ 「すみません!」
AED 「すみませんじゃねえんだよ、この若造が。お前たちの代わりなんて掃いて捨てるほどいるんだぞ! わかってんのか!」
ピーハ、QRS 「すみません!!!」
ピーハ 「アレ? でも震えが止まった……」

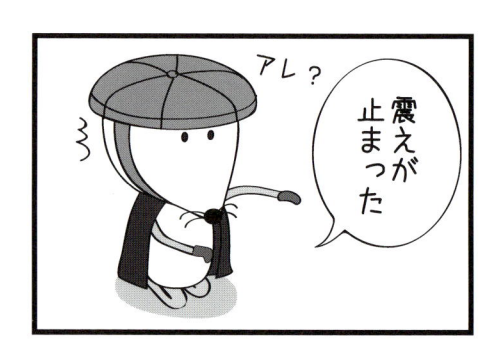

解説03 心房細動、心房粗動

　心房細動と心房粗動。ここでは2つの心房性頻拍性不整脈を説明します。心房細動は**心房が頻回に、しかも無秩序に興奮している状態**を言い、心房粗動は**心房が規則正しく連続的に興奮している状態**を言います。

　興奮の頻度は、
- 心房細動で350回/分以上
- 心房粗動で300回/分前後

です。それぞれ心房内で起こったリエントリー（reentry）によると考えられています。リエントリー？　聞き慣れない言葉ですよね。リエントリーとは一体何でしょうか。

❶ リエントリーって何者ですか？

　正常時は心筋に生じた興奮は、心臓の各部位を1回だけ興奮させます。しかし、心筋が傷害されると、心筋組織内に異常な電気回路が生じてしまい、心筋に生じた興奮が心臓の他の部位

解説 03

[リエントリーのモデル図]

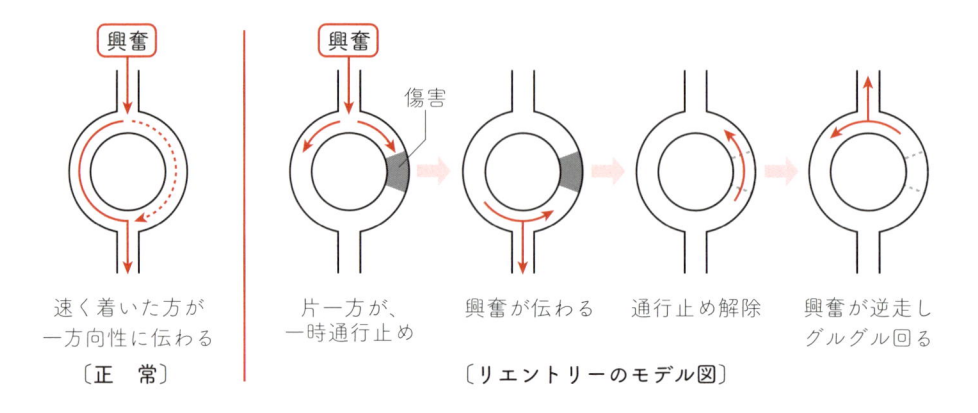

速く着いた方が一方向性に伝わる
〔正　常〕

片一方が、一時通行止め

興奮が伝わる

通行止め解除

興奮が逆走しグルグル回る

を伝わったあと、再び（re-）元の部位に戻ってきてしまうこと（entry）があります。このように、心筋に生じた1回の興奮で同じ場所が何度も興奮してしまうことを**リエントリー**と言います。

❷ 心房細動の心電図

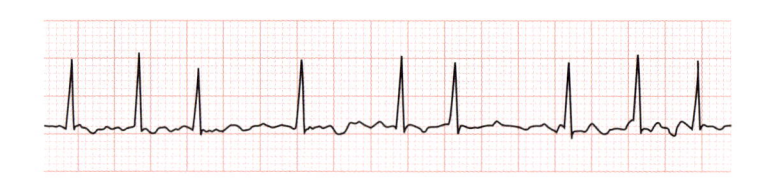

心房細動は、心房細胞が不規則かつ多発性に興奮するためP波がなく、基線の細かい動揺である**f波**（細動波。細動 fibrillationに由来）を認めます。QRSの波形は正常ですが、**R-R間隔は不定**になります。

心房細動（AF）、心房粗動（AFL）

　心房細動では、しんぼうのピーハさんが無秩序に頻回に細かく全身を震わせている状態です（基線にf波を認める）。そして、舞台に上がることはできませんのでP波は存在しません。対して、しんしつのQRSさんには問題はありませんので、一人で舞台に上がります（正常のQRS波）。しかし、マネージャーが休みであるのに慣れていないので、午後の公演に遅れてしまいます（R-R間隔は不規則）。

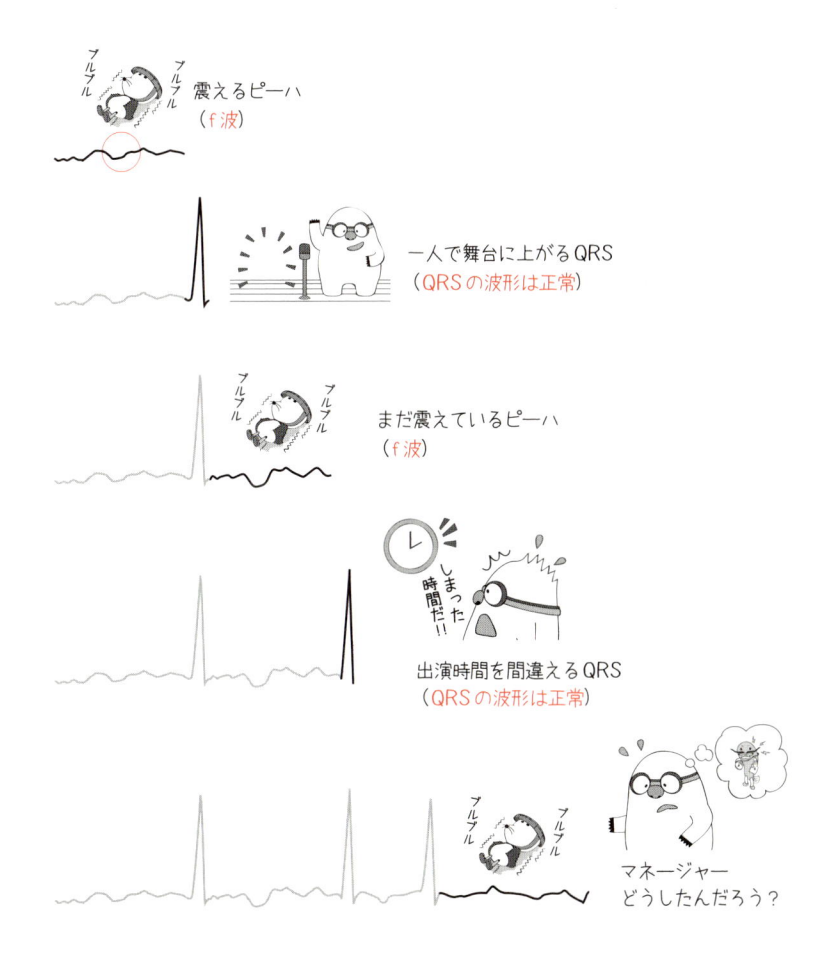

震えるピーハ
（f波）

一人で舞台に上がるQRS
（QRSの波形は正常）

まだ震えているピーハ
（f波）

出演時間を間違えるQRS
（QRSの波形は正常）

マネージャー
どうしたんだろう？

45

解説 03

❸ 心房粗動の心電図

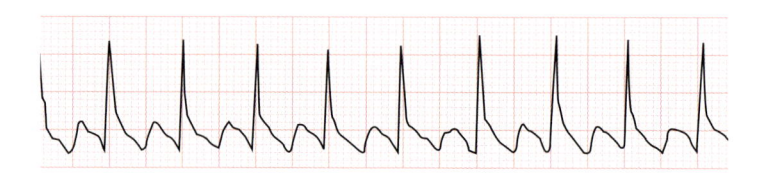

　心房粗動では、鋸歯状の基線の揺れである**F波**(粗動波。粗動flutterに由来)が300回/分前後で認められ、やはりP波は認められませんが、正常のQRS波と規則的なR-R間隔を認めます(F波が規則正しいので房室結節の伝導性が一定であればR-R間隔はほぼ一定となります)。

　心房粗動では、しんぼうのピーハさんは大きく規則的に貧乏ゆすりしています(基線に鋸歯状のF波)。心房粗動でもピーハさんは舞台に上がれませんのでP波は認めません。
　一方、QRSさんはしっかりしていますので、規則正しく出演することができました(正常のQRS波と規則的なR-R間隔)。

✍心房粗動における300回/分前後の興奮がそのまま心室に伝わると1:1伝導(F波1個に対しR波1個。心拍数300回/分)となります。心房粗動では多くの場合房室ブロックを伴うため、2:1伝導(F波2個に対しR波1個)や4:1伝導となり、それぞれ150回/分、75回/分と規則的な心拍数になることが多いのです。上で示した心電図は2:1伝導です。

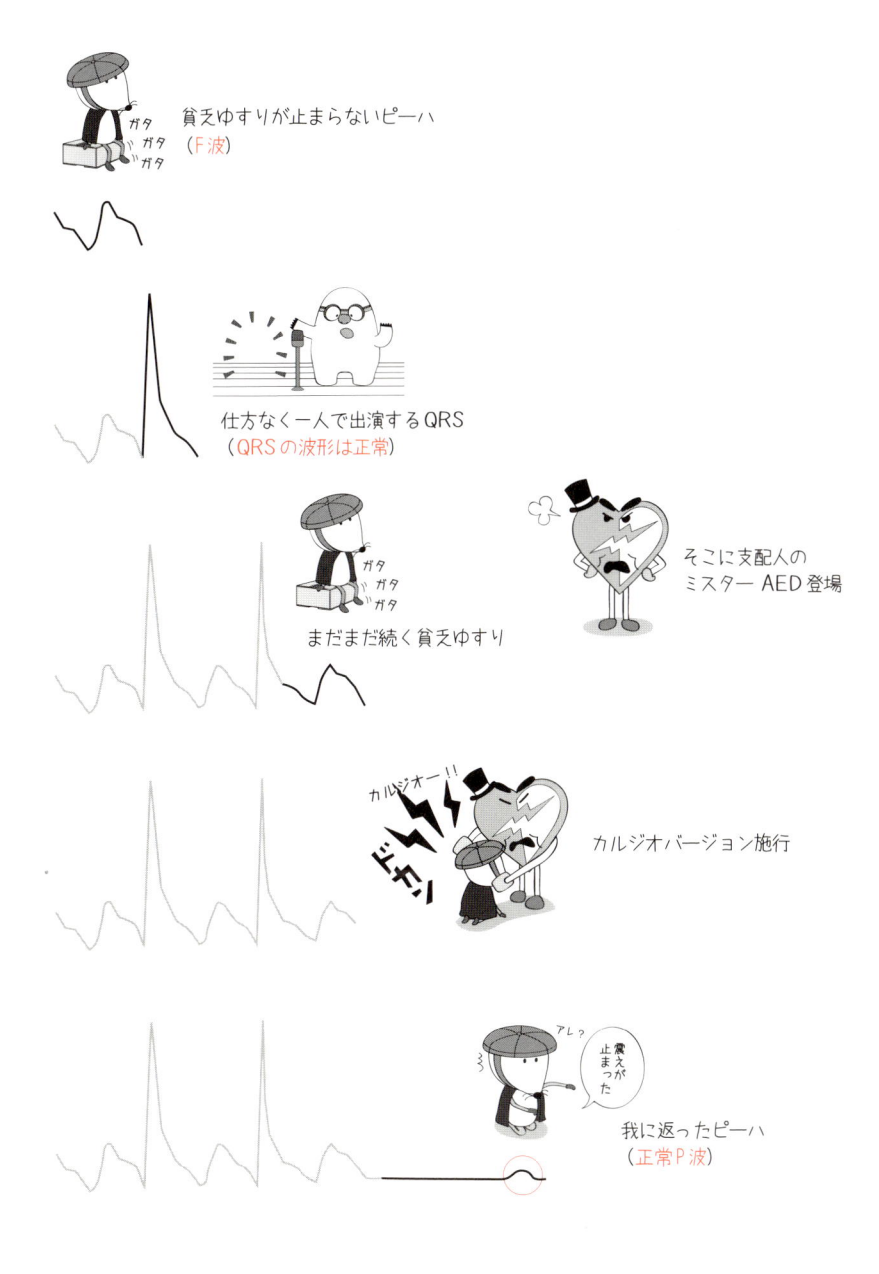

心房細動（AF）、心房粗動（AFL）

貧乏ゆすりが止まらないピーハ
（F波）

仕方なく一人で出演するQRS
（QRSの波形は正常）

まだまだ続く貧乏ゆすり

そこに支配人の
ミスターAED登場

カルジオバージョン施行

我に返ったピーハ
（正常P波）

解説 03

まとめ

【心房細動（AF）】 atrial fibrillation

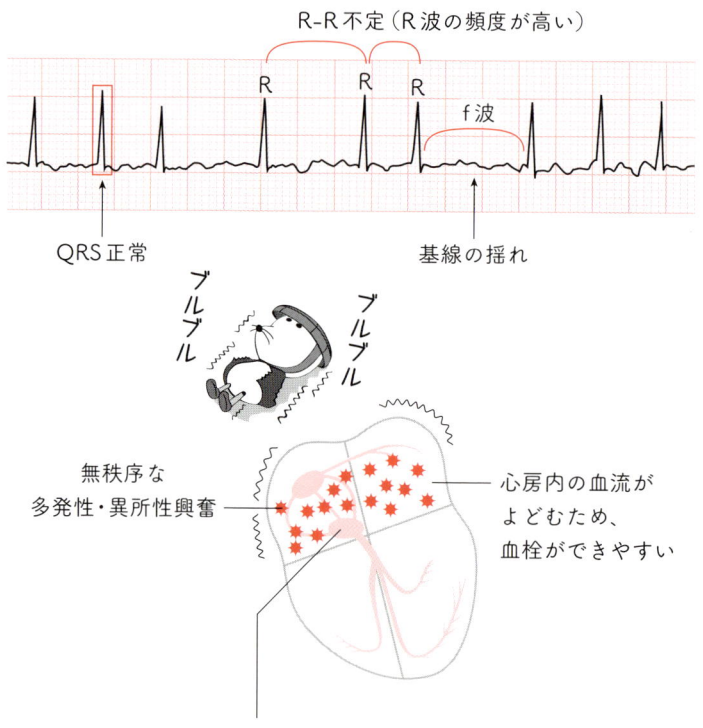

R-R不定（R波の頻度が高い）
R R R
f波

QRS正常　　　基線の揺れ

ブルブル　ブルブル

無秩序な
多発性・異所性興奮

心房内の血流が
よどむため、
血栓ができやすい

無秩序な興奮のうち、房室結節に到達する興奮も
一様ではなく、全く不規則である。

✎ 以前はf波（細動波）とF波（粗動波）の違いから心房細動をAf、心房粗動をAFと表記していましたが、現在は心房細動（atrial fibrillation）をAF、心房粗動（atrial flutter）をAFLと表記します。

心房細動（AF）、心房粗動（AFL）

♥【概念】　心房細胞が不規則に興奮（脱分極）している状態で、心房の収縮は認めない。心房内のいろいろなところで起こった異所性興奮が不規則に房室結節に伝わり、数回に一度心室に伝わるためR-R間隔は不定となる。慢性と発作性のものがある。

　突然動悸が出現する発作性心房細動を英語名の略称であるPAF（paroxysmal atrial fibrillation）から、通称「パフ」と呼んでいる。

♥【原因】　高齢者に多い。大部分は基礎疾患として僧帽弁疾患、高血圧、甲状腺機能亢進症などを持つ。

♥【心電図】　P波は認めない。代わりにf波（細動波）と呼ばれる細かい基線の揺れを認める（f波の出現頻度は350回/分以上）。QRS波形は正常だが、R-R間隔は不定である。

♥【症状】
・無症状のこともある。
・頻脈による動悸（発作性では特に強い動悸）、胸部不快感、息切れなど。

📝 絶対性不整脈：心房細動では無秩序に心房で興奮が発生して、R-R間隔が不定となるため「絶対性不整脈」とも呼ばれます。

解説 03

♥【対応】
- 慢性に出現している心房細動では抗不整脈薬で心拍数をコントロールすることと、脳塞栓の予防のために抗凝固療法を行う(右ページのコラム参照)。
- 頻脈により血圧などの血行動態が悪化している場合は、電気的除細動(同期下カルジオバージョン)が必要なこともある。

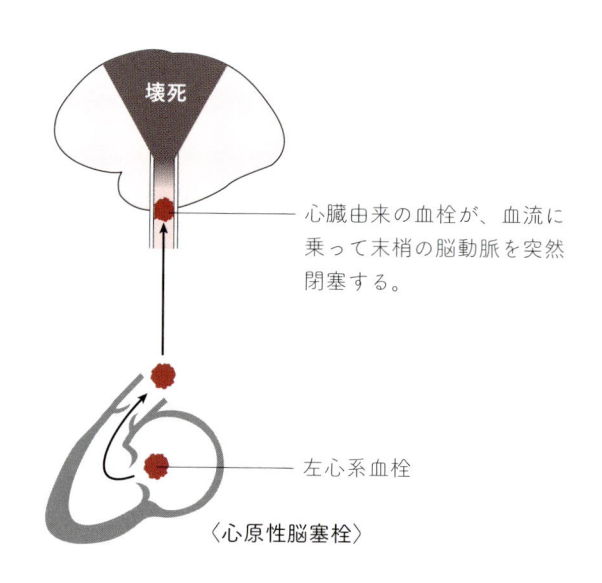

壊死

心臓由来の血栓が、血流に乗って末梢の脳動脈を突然閉塞する。

左心系血栓

〈心原性脳塞栓〉

コラム

【心房細動と血栓の関係】

　心房細動では心房は常に小刻みに震えている状態なので、心房の収縮する力が消失しており、**心房内の血液は澱んでうっ帯**しています。そのため心房内で**血栓（血の塊）が形成されやすく**なっています。

　流れの速い川は澄みわたっていますが、流れが澱んでいる川にはゴミが溜まりやすいことに似ています。血流もしっかりと流れていれば問題ありませんが、澱んでいると血栓が形成されやすくなるのです。

　形成された血栓は、**脳に飛んで行って脳梗塞を引き起こす**可能性があるため、心房細動では心房内血栓と全身の血栓塞栓症の発生予防として**抗凝固療法**（ワルファリンなど）が行われます。

解説 03

まとめ

【心房粗動（AFL）】 atrial flutter

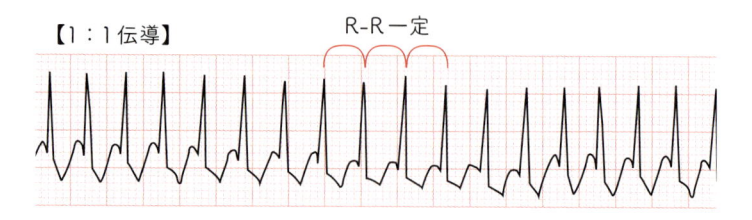

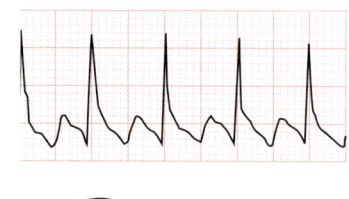

【1：1伝導】 R-R一定

【2：1伝導】　　　　【4：1伝導】

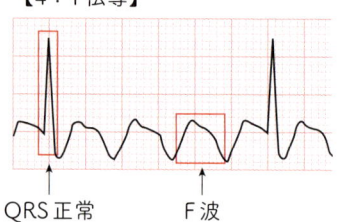

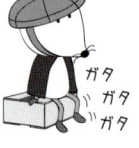

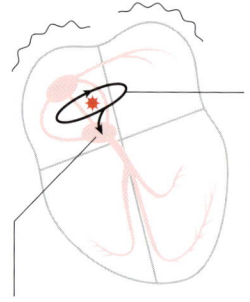

QRS正常　　F波

心房細動と異なり、
大きな回路のリエントリー
によって発症する。

房室結節の伝導性により、
1：1伝導、2：1伝導、4：1伝導などがある。
F波　R波

心房細動（AF）、心房粗動（AFL）

- ♥【概念】 心房の異常興奮によって300回/分前後で規則正しく興奮する頻拍型不整脈。

- ♥【原因】 基礎疾患（虚血性心疾患、心筋症、先天性心疾患、甲状腺機能亢進症など）を持つ場合が多い。

- ♥【心電図】 300回/分前後のF波（粗動波、フラッター）を認める。R-R間隔は一定で、房室結節の伝導性により1：1、2：1、4：1等の比率で心室に興奮が伝わる。

- ♥【症状】 動悸。1：1伝導では血圧が低下する。

- ♥【対応】 抗不整脈薬のほか、高度な頻脈・血圧低下などで緊急性が高い場合は同期下カルジオバージョンの適応となる。異常興奮の起源となる部位をカテーテルで焼灼するカテーテルアブレーション（p.116参照）という根治療法もある。

カタカタカタ

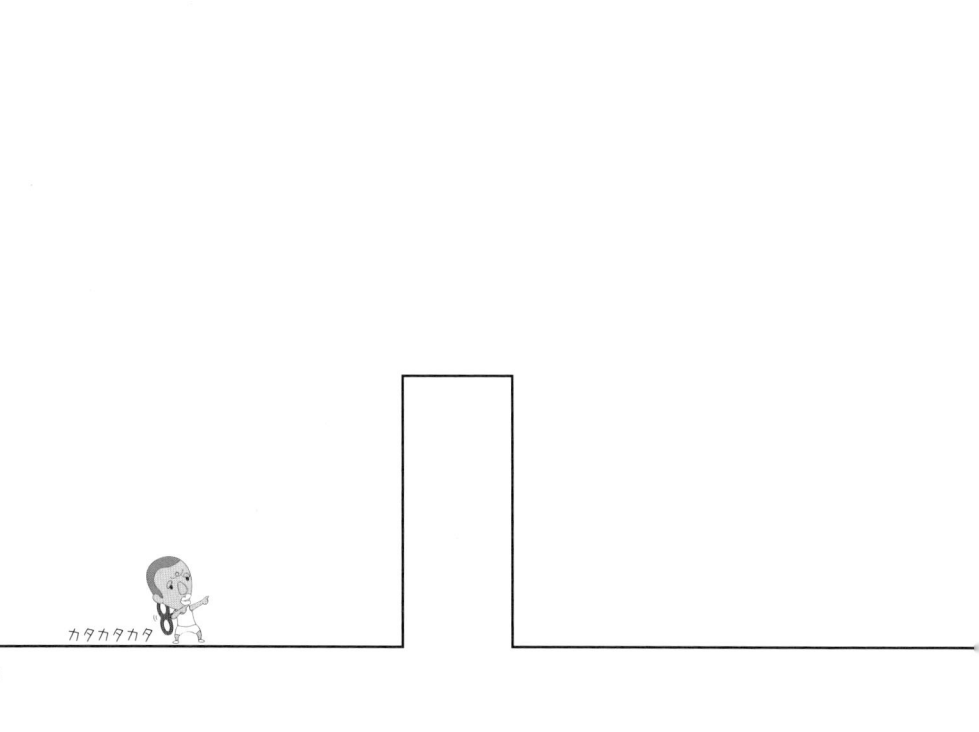

シーン04

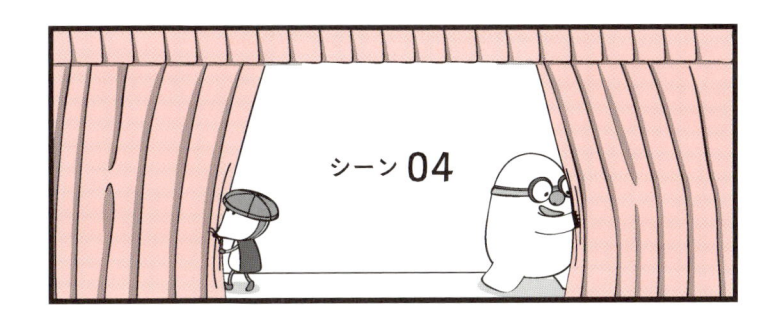

　ザ・心電図のネタを書くのも、細かい演技指導をするのもあなた（QRSさん）の役割です。もともと怠け者の二人ですが、それでもあなたはピーハさんよりはしっかりしています。ザ・心電図はあなたで持っているコンビなのです。ですから、少しくらいピーハさんが緊張で舞台に立てなくなってもあなた一人でなんとかやってこられたのです。

　しかし、あなたがひとたびおかしくなると、その瞬間にザ・心電図は崩壊します。考えたくはないですが、その崩壊してしまう物語をみてみましょう。

　え？　これで終わってしまうのかって???

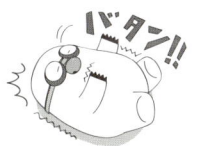

　大丈夫です。

　このピンチでも、あの「あつく・えらく・どつく人」が出てきますので……。

scenario 04 ある日の新宿しんぞう劇場の大部屋楽屋

楽しそうに他の共演者と話をしていたQRSが突然、全身をけいれんさせ発作を起こす。
ピーハ。すばやくその変化に気づく。

ピーハ　「しんしつ？　どうした？　大丈夫か？」

けいれん発作強くなる。

ピーハ　「そうだ。そう言えば、しんしつのやつ、発作持ちって言ってたな。まずいぞ。大きく震えだした!!!　おい！　おい！　おい！　お前がいないと俺は何もできないんだ。ザ・心電図も終わりだよ～。おい！　おい！　しっかりしてくれよ」

無反応のQRS。そこへ楽屋に入ってくるミスターAED。いつになく大声を出すミスターAED。

AED　「おい、しっかりしろ!!!　QRS!!!」
すると奇跡が。けいれんが止まり、意識が戻るQRS。
ピーハ　「よかった～。泣きそうだ～」
AED　「俺ってすごいかも……」
一同　「すごい！」

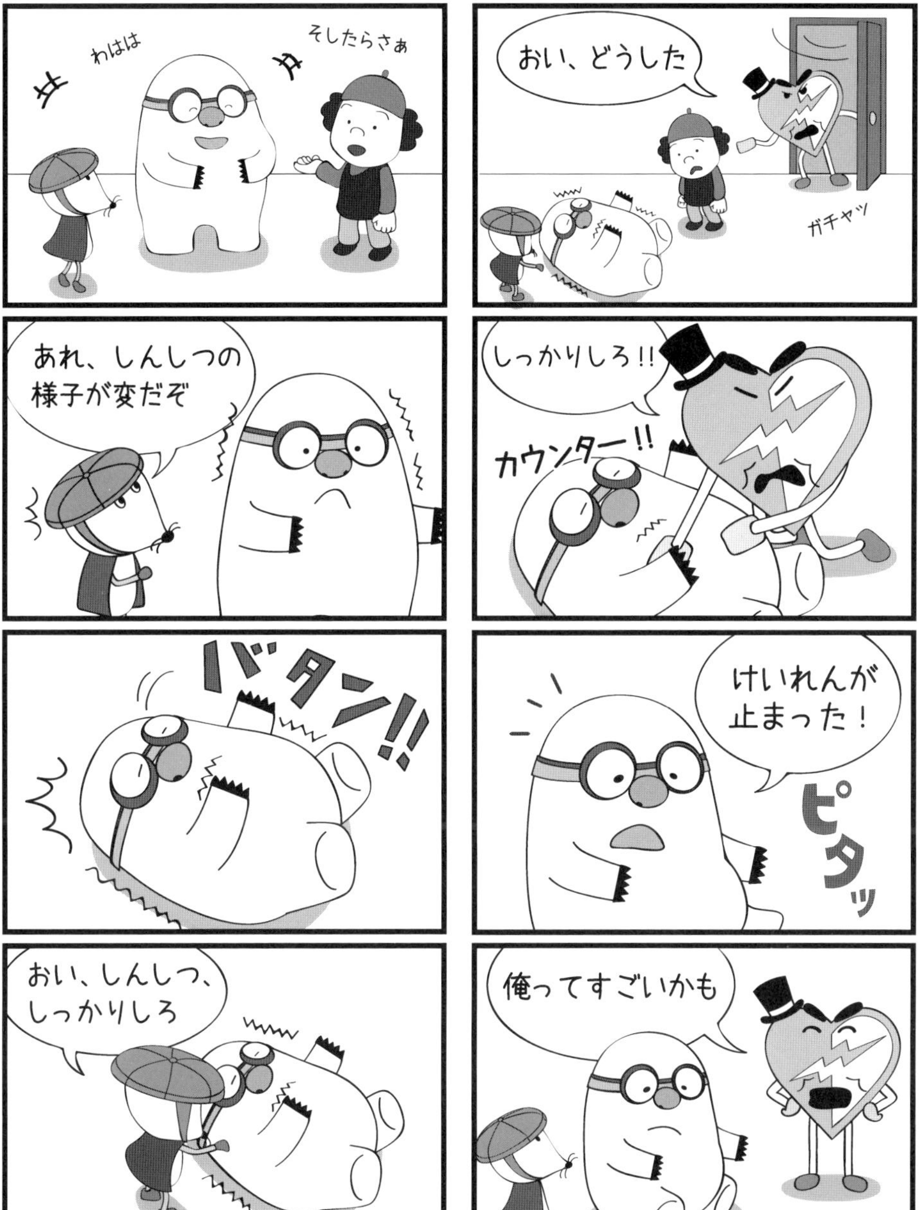

わはは
そしたらさぁ
あれ、しんしつの様子が変だぞ
バタン!!
おい、しんしつ、しっかりしろ
おい、どうした
ガチャッ
しっかりしろ!!
カウンター!!
けいれんが止まった!
ピタッ
俺ってすごいかも

解説 04

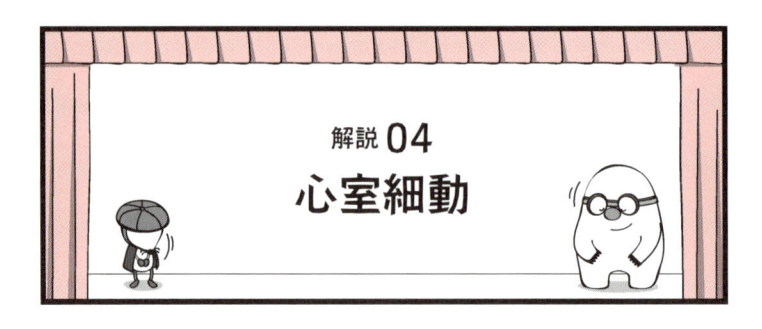

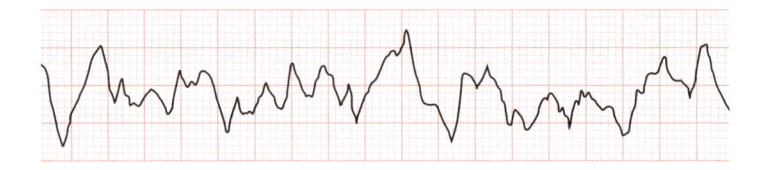

心室細動

❶ 心室細動とは

　心室細動とは、心室の至るところが**無秩序に興奮して心室が細かく震えている**状態です。心臓のポンプ機能は完全に失われ、全身へ有効な血液の拍出ができず、死に至ります。

　心電図上は、150〜300回/分程度の、**QRS幅が広くR-R間隔が不定、かつQRS波の振幅が不規則な波形**が続きます。

　心室からの有効な血液の拍出ができなくなるために脳血流が途絶し、**数秒で意識消失**します。約3分で脳に不可逆的な障害を残すと言われていますから、直ちに**心肺蘇生、除細**

動をしないと非常に危険です。除細動の成功率も1分間に約10％ずつ低下していく**非常に危険な不整脈**です。

❷ お笑い芸人にたとえると……

　ザ・心電図のブレイン、しんしつ（QRSさん）が突然のけいれん発作を起こしました。しんしつのけいれん発作は、ザ・心電図にとって危機的状況です。また、劇場で若手芸人が亡くなったということになれば、新宿しんぞう劇場の存続自体も危うくなってきます。

　そんな危険な状況にいち早く周囲が気がつき、責任者である支配人もたまたまですが駆けつけたのはラッキーでした。

　支配人のミスターAEDにより、しんしつも、ザ・心電図も、新宿しんぞう劇場も救われたのです。

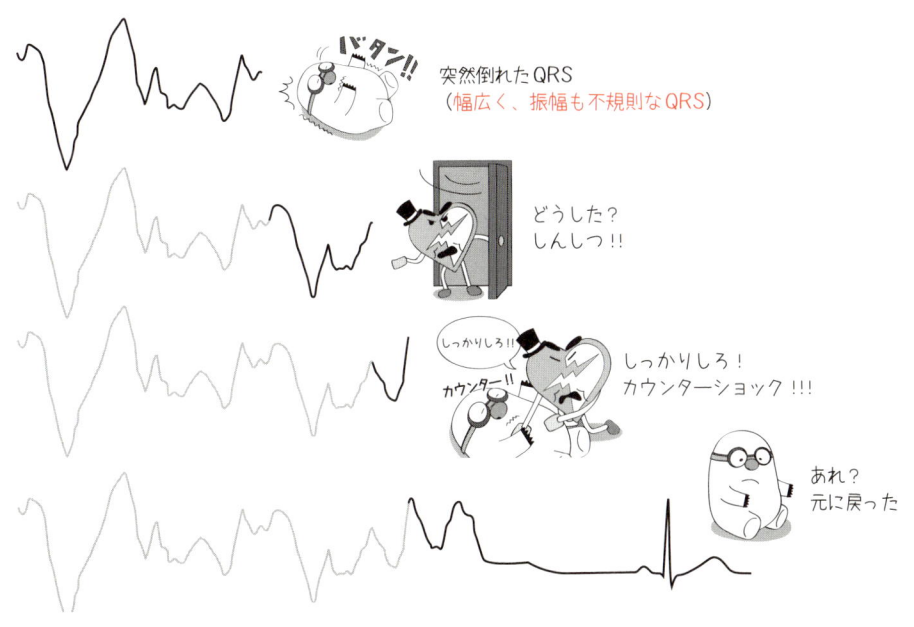

突然倒れたQRS
（幅広く、振幅も不規則なQRS）

どうした？
しんしつ!!

しっかりしろ！
カウンターショック!!!

あれ？
元に戻った

解説 04

まとめ

【心室細動（VF）】 ventricular fibrillation

150〜300回/分程度の頻拍

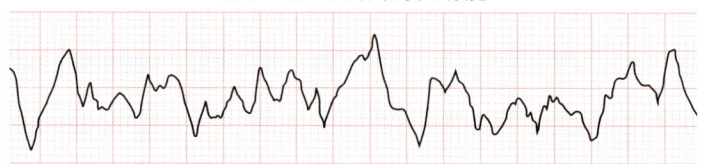

R-R間隔不定、QRS幅は広くかつ振幅も不規則

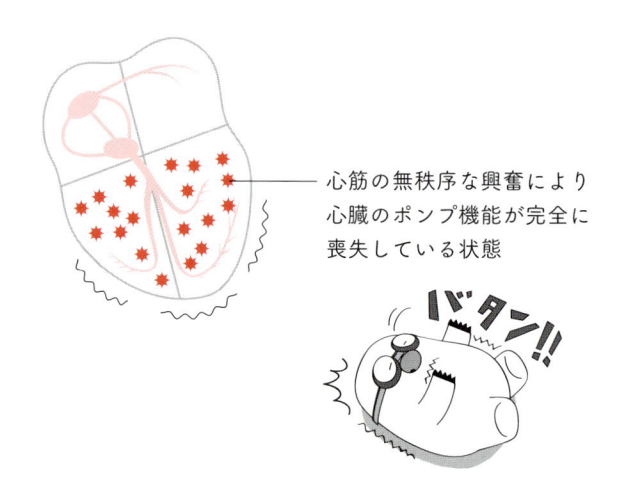

心筋の無秩序な興奮により心臓のポンプ機能が完全に喪失している状態

心室細動（VF）

- ♥【概念】 心室の無秩序な電気的興奮により心室が細かく震えている状態で、心臓ポンプ機能が停止する致死性不整脈である。心臓突然死の原因として最も多い。

- ♥【原因】 急性心筋梗塞に起因するR on Tなどの危険な心室期外収縮（p.102参照）や、高カリウム血症、QT延長症候群、Brugada（ブルガダ）症候群など。

- ♥【心電図】 150〜300回/分程度の、QRS幅が広く、R-R間隔不定、かつQRS波の振幅が不規則な波形を認める。

- ♥【症状】 発症直後数秒で意識消失する。

- ♥【対応】 直ちに心肺蘇生術、除細動（カウンターショック。R波と同期させる必要はない）を行う（p.49参照）。

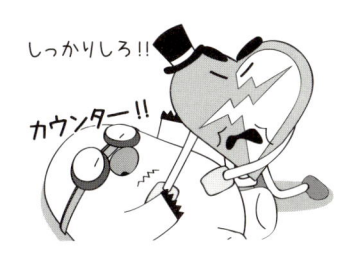

解説 05

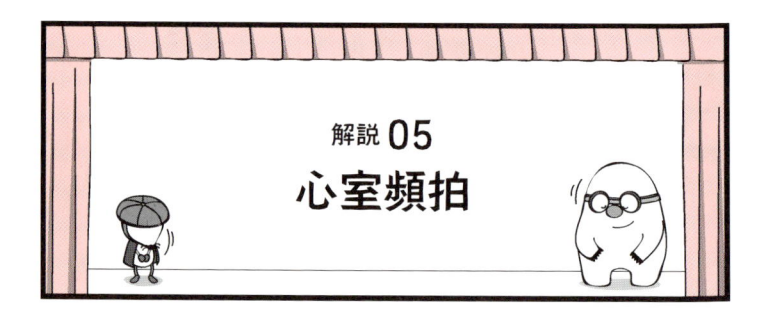

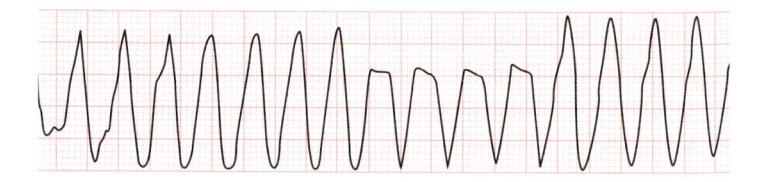

解説 05
心室頻拍

❶ 心室頻拍とは

　心室頻拍とは、ヒス束よりも遠位の心室を起源とし、毎分100回以上の頻拍（3連発以上）を生じるもので、心筋梗塞などの虚血性心疾患をもともと持っている患者さんに発生しやすい不整脈です。1か所を興奮源として発生する**単形性**心室頻拍と、複数の場所を興奮源とする**多形性**心室頻拍があります。

　心電図上は、**R-R間隔一定でQRS幅が広くなる頻脈**を認めます。先行するP波を欠き、幅広く変形したQRSが規則的に連続する心電図です。

心室頻拍（VT）

　単形性心室頻拍の場合はQRS波形は同じ形で一定していますが、多形性の場合はQRS波形が刻々と変化します。左ページに示した心電図はQRS波形が変化しているので多形性心室頻拍です。

　心室内の伝導時間を表すQRS幅の基準値は**0.10秒未満**です。p.24で解説した目盛りでいくと、1目盛り（1mm）が0.04秒なので、**2.5目盛り（mm）未満で正常**、3mm以上あるときは幅広いQRSと判断できます（下図参照）。

❷ どう対応するか？

　心室頻拍の症状ですが、頻拍発作が短ければ無症状で、長く続くと動悸や気分不快を訴えます。重篤になると、心拍出量の減少により血圧が低下して、めまいや失神などを起こすことがあります。

　治療は意識が消失していたり脈拍がなかった場合などは、緊急に心肺蘇生、電気的除細動が必要になります。多形性心室頻拍は**最も危険な致死性不整脈**で、心室細動に移行しやす

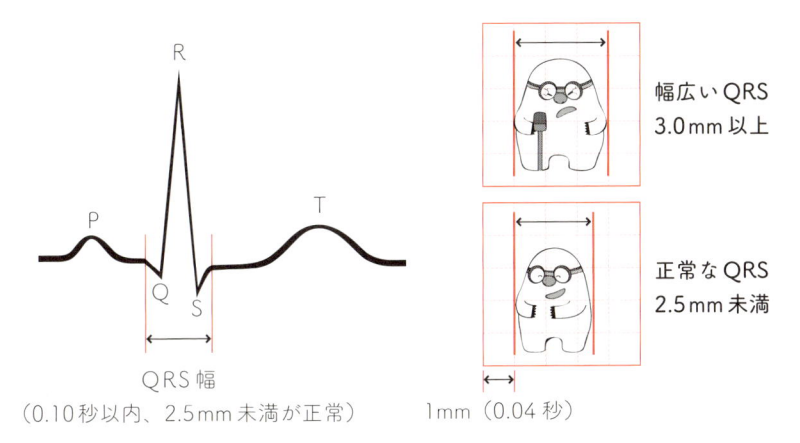

QRS幅
（0.10秒以内、2.5mm未満が正常）

幅広いQRS
3.0mm以上

正常なQRS
2.5mm未満

1mm（0.04秒）

解説 05

く、心肺蘇生など緊急処置が必要です。

　意識消失がなく脈拍を確認することができても、長い時間頻拍が続く場合は、治療が必要となります。

❸ お笑い芸人にたとえると……

　普段はしっかりし、ザ・心電図を支えているあなた（QRSさん）の異常な興奮の連続で起こる不整脈です。休みの日なので、マネージャーの洞結節さんもピーハさんも関係ありません（先行するP波を欠く）。

　舞台に何度も上がりたがり、異常な状況ですが、なぜかその間隔だけは一定です。しかし、舞台に立ってもなにもできません。普段のQRSさんではないのです（幅広く変形したQRS波）。

　長い時間続いていたので支配人が聞きつけてやってきました。そこで、一喝（AED施行）。

　あら不思議！　それによりあなたは我に返ります。

　これでまた、支配人のミスターAEDによりしんしつも、新宿しんぞう劇場も救われたのです。

心室頻拍（VT）

制止を振り切り、
一人で舞台に上がり続けるQRS
(幅広いQRS波)

ヤル気満々
ずんずんずん！

どうした？
支配人のミスターAED登場！

カウンター!!
しっかりしろ!!
ミスターAEDによる
カウンターショック

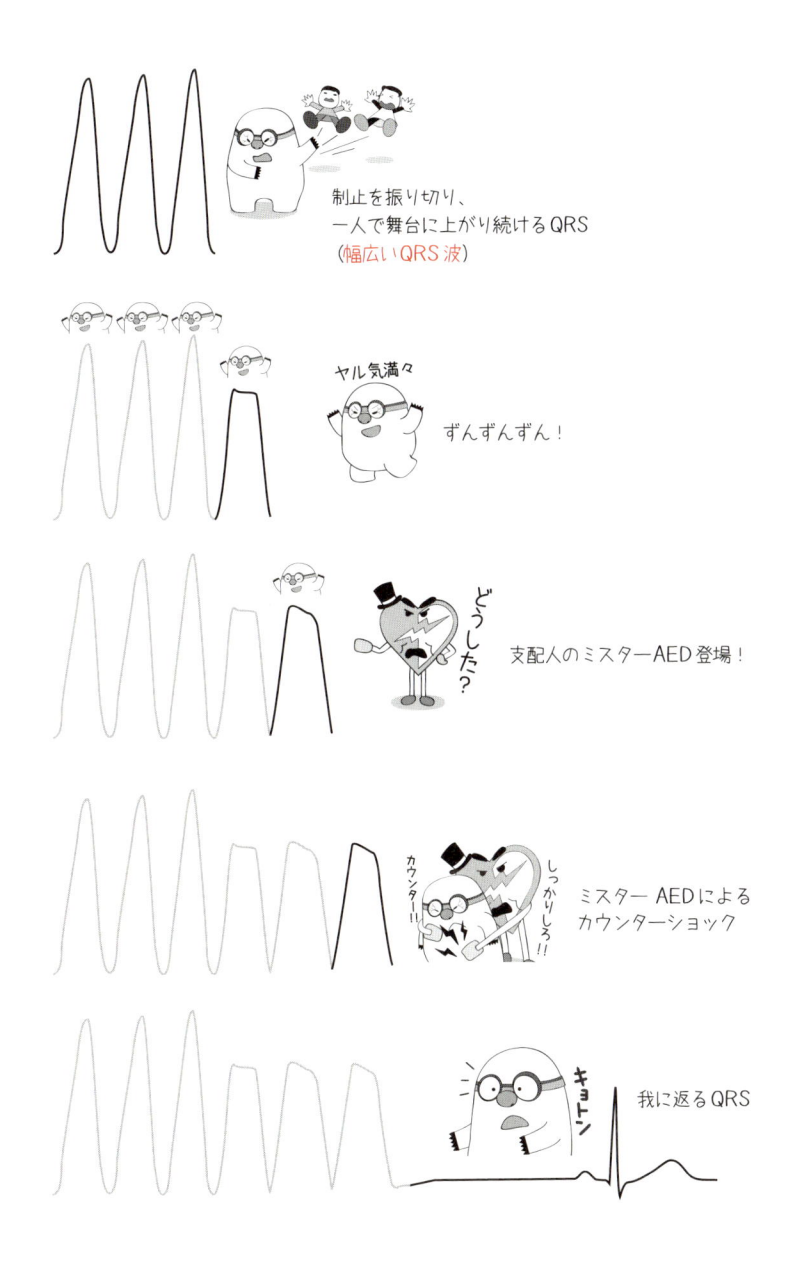

キョトン
我に返るQRS

解説 05

まとめ

【心室頻拍（VT）】 ventricular tachycardia

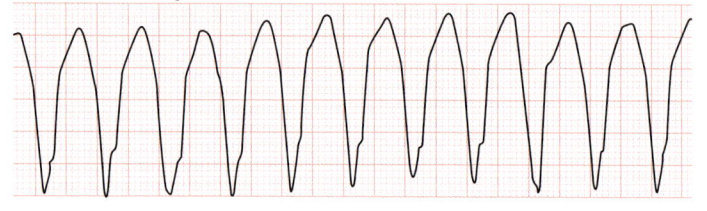

【単形性】→ QRS波形が同一（興奮発生源は1つ）

【多形性】→ QRS波形が複数存在（興奮発生源は複数）

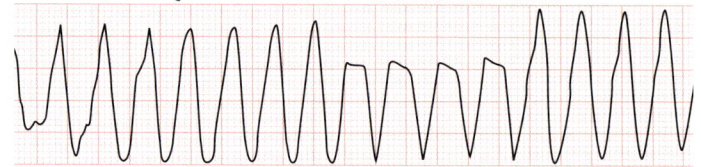

P波欠如、100回/分以上の頻拍、QRS幅が広く、R-R間隔一定

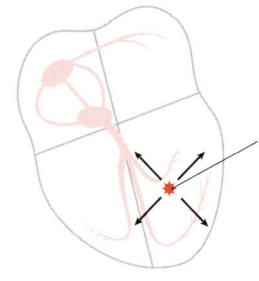

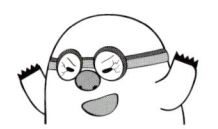

心室の一部からの異所性興奮あるいはリエントリーによる。心電図が多形性を示す場合は数か所の部位で興奮が発生していると考えられる。

♥【概念】 心室内の異所性興奮によって毎分100回以上の頻拍（3連発以上）を生じるもの。

📝 無脈性心室頻拍：重篤な心室心拍で、心室の有効な拍動が得られず、末梢循環が障害されて脈が形成されません。血圧の低下により、脳血流量が減少し意識消失します。心室細動と同様、一次救命処置と電気的除動が必要となります。

心室頻拍（VT）

- ♥【分類】 頻拍の持続する時間によって持続性（30秒以上）と非持続性（30秒以内）に分けられる。また、心電図のQRS波形が一定の形を示す単形性と、形が異なる多形性に分けられる。なかでも多形性は心室細動に移行することも多い致死性不整脈である。

- ♥【原因】 急性心筋梗塞などの虚血性心疾患に起因することが多い。QT延長症候群、心筋症、先天性心疾患なども原因となる。

- ♥【心電図】 先行するP波が欠如する。100回/分以上の頻拍で、QRS幅が広く（0.12秒以上、つまり3mm以上）、R-R間隔が一定である。

- ♥【症状】 動悸が多い。頻拍が著明になると、心拍出量の減少により血圧低下や、脳循環不全による失神を認める。

- ♥【対応】 無脈性心室頻拍などの血行動態障害を伴う場合は電気的除細動（カウンターショック）の適応となる。頻拍発作の予防には抗不整脈薬やカテーテルアブレーション（カテーテルによる高周波焼灼、p.116参照）を施行する。

カタカタカタ

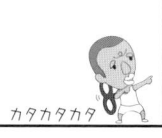

シーン06

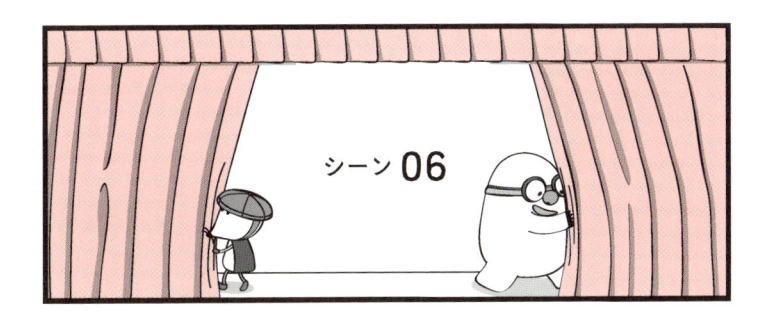

　まだまだ若手のザ・心電図。とにかく"やる気"と"元気"だけが取り柄の二人です。しかし、そのやる気が、あるときは空回りすることがあるんですね。まだまだ二人は若いので……。まずは、ピーハさんのやる気が空回っているところを見てみましょう。

❤　❤　❤

　その日も、午前中の公演が終わり、ほっとして午後の公演を楽屋で待っていました。
　しかし、なぜかわかりませんが、急にピーハさんがテンパりはじめました。
　まだまだ午後の公演は始まらないのに、ピーハさんは「よし、行くぞ‼」と言って舞台に出ていってしまいました。
　もちろんマネージャーが呼びに来たのではありません。

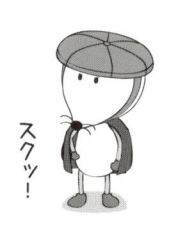

スクッ！

シーン 06

　慌てたのはあなた (QRS さん)。ピーハさんとあなたの二人が揃って初めて「ザ・心電図」なのです。

　ピーハさんから「よし、行くぞ!」と言われたときは、何があっても、あなたも舞台に上がらなければなりません。仕方なくついていって、舞台に上がり、ネタをやりました。いつもと違うピーハさんに戸惑いながら……。

　夕方の公演や、次の日からは大丈夫だったんですがね。なんだったのでしょうか?

scenario 06 新宿しんぞう劇場の楽屋（昼）

午前中の公演が終わり、まったり過ごすザ・心電図の二人。
ソファーに座っていたピーハが突然立ち上がる。

ピーハ 「いや！ くつろいでいる場合じゃないぞ！ しんしつ‼」

QRS 「はぁ？」
頭の中が「？マーク」だらけのQRS。

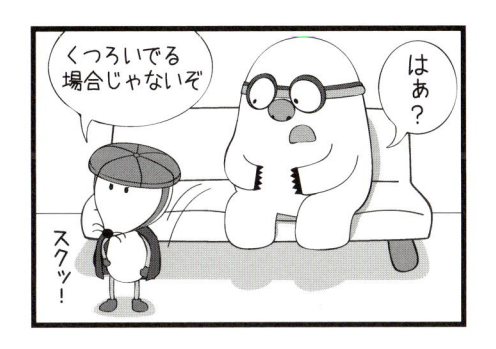

ピーハ 「だから、ビッグになるためには、まったりしている場合じゃないんだって！」

QRS 「は？？？」

ピーハ 「しんしつ！ 今から、また舞台に出るぞ～‼！」

シナリオ 06

突然、楽屋を出て行ってしまうピーハ。
疑問に思いながらもそれを追いかけるQRS。

QRS　「おい！　どこ行くんだよ〜！」

舞台。タイミング悪く舞台に上がる二人。
ネタをやる二人。
やはりピーハのボケ具合がいつもと少し違う。
QRSは戸惑いながらもしっかりしているので、なんとかネタはやり切る。

夕方からの公演は、マネージャーの指示のもと、いつもどおり舞台に上がるようになる。

QRS　「さっきのは何だったんだ？？？」

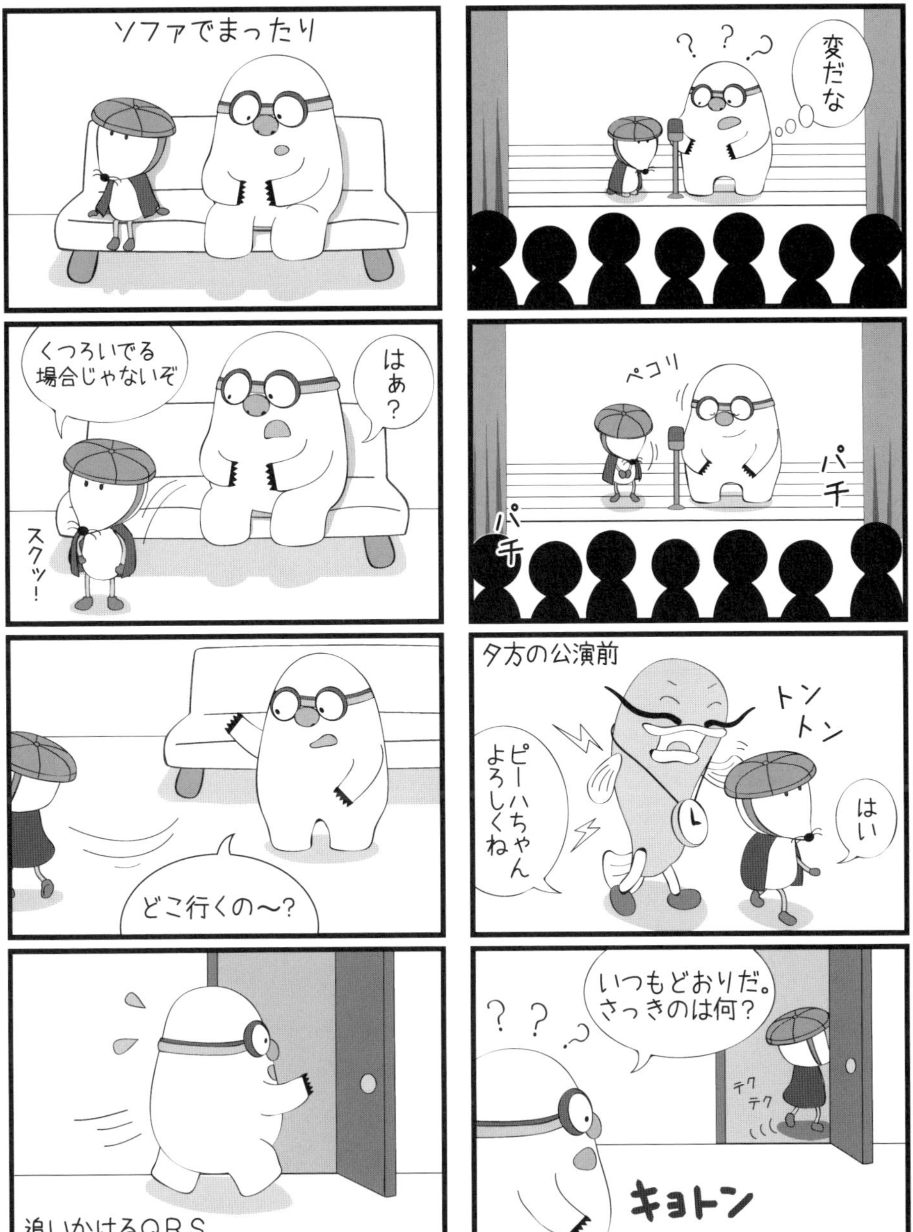
ソファでまったり
くつろいでる場合じゃないぞ
はぁ?
スクッ!
どこ行くの〜?
追いかけるQRS
変だな
ペコリ
パチ
パチ
夕方の公演前
トン
トン
ピーハちゃんよろしくね
はい
いつもどおりだ。さっきのは何?
テク
テク
キョトン

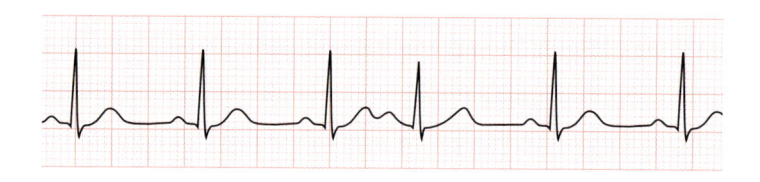

解説 06 心房期外収縮

❶ 期外収縮の種類

　ここからは期外収縮のお話です。期外収縮とは、**洞調律より早期に起こる心筋の異常興奮**のことです。健常人でも認められることがある不整脈で、臨床現場ではよく認められます。

　代表的なものに心房から興奮が早期に起こる**心房期外収縮**と、心室から興奮が早期に起こる**心室期外収縮**があります。

　まず最初に、心房期外収縮について説明しましょう。

✍ 「心室より上」の異所性興奮源として ①心房と②房室接合部（房室結節とヒス束）の２つがありますが、これらによる期外収縮を総称して「上室期外収縮」と言います。本章では心房期外収縮について解説します。

❷ 心房期外収縮とは

　心房期外収縮とは、**洞結節からの興奮よりも早期に心房が勝手に興奮してしまうもの**です。心房内の異所性興奮により出現します。

　健常人にも認められ、加齢とともに出現頻度が増加する不整脈です。発生誘因として、疲労、ストレス、睡眠不足、喫煙、コーヒー、飲酒などがあげられます。また、高血圧性疾患、僧帽弁疾患、虚血性心疾患や先天性心疾患、甲状腺機能亢進症、慢性閉塞性肺疾患などの基礎疾患に起因する場合もあります。

　症状はなにもないこともありますが、動悸や胸部圧迫感を訴える人もいます。「ドキンとした」、「胸がもやもやする」などと表現する人もいます。

　心電図上は、洞調律よりも早期にP波が出現します。このP波は心房内の異所性興奮によって出現したもので、**異所性P波**と呼ばれます。つまり、P波は出現こそするものの、ちょっと変な形とタイミングで出るのです。P波は正常と異なる形ですが、QRS波は正常波形が出ます。

　治療は特に行わず、**経過観察**することが多いのですが、症状が強いとき、あるいは期外収縮が頻発する場合は治療が考慮されます。

❸ お笑い芸人にたとえると……

　ここでは、なぜか、しんぼう（ピーハさん）が、マネージャー（洞結節さん）からの指示もないのに、勝手にやる気を出して舞台に上がっていきます（心房内の異所性興奮の出現）。

　あなた（QRSさん）は、コンビなのでピーハさんが舞台に上がったら一緒に上がってネタをやらなければいけません。しかし、やはりいつものピーハさんではありませんでした（異所性P波）。
　それでも、あなた（QRSさん）がしっかりしているので、なんとかネタはやり切ります（QRS波は正常波形）。

　その後、夕方の公演や翌日の公演では、そんなことはなく劇場全体に迷惑をかけるような問題にはなりませんでした（P-QRS-Tは正常に戻る。治療は症状が強いときのみ考慮する）。
　これが心房期外収縮です。

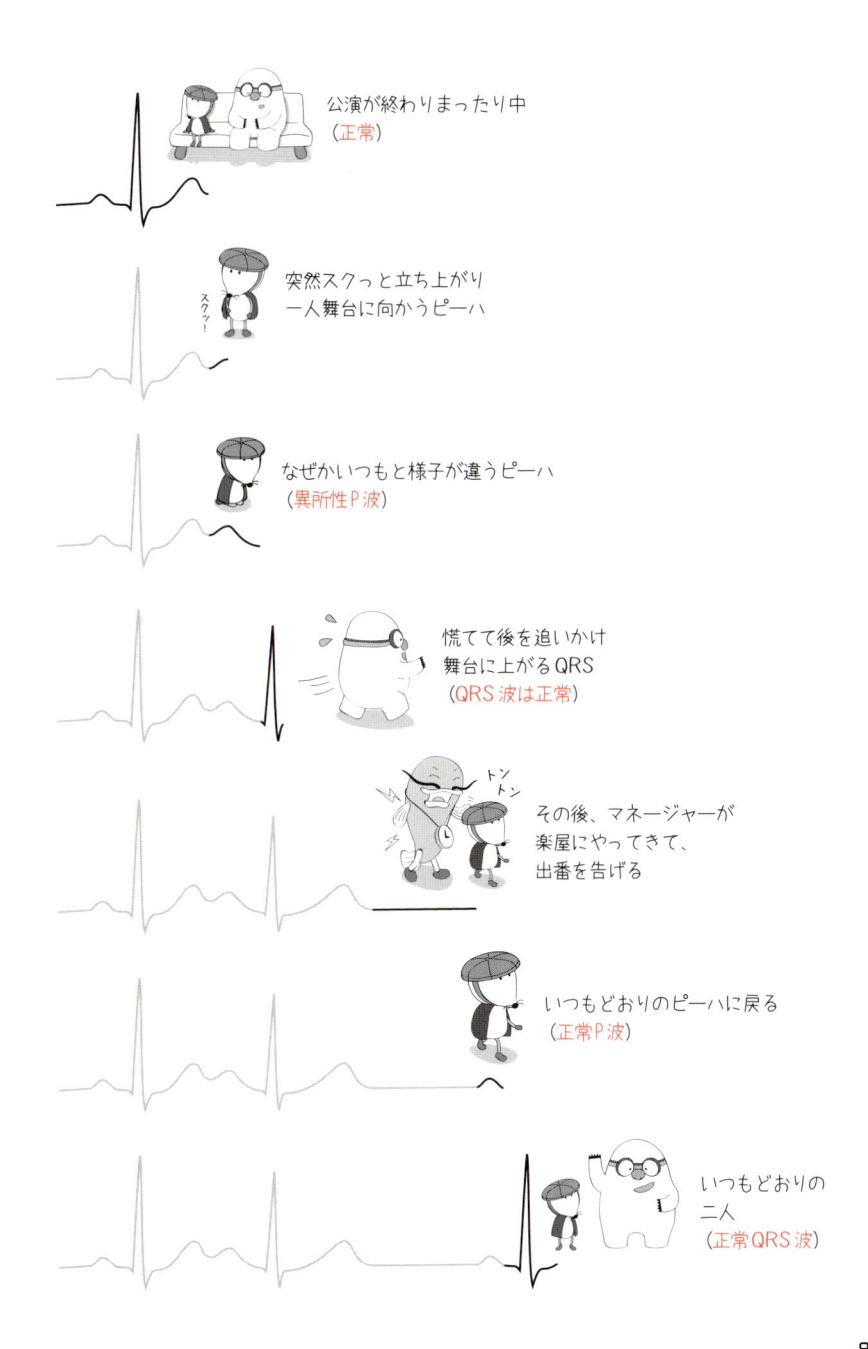

心房期外収縮（PAC）

公演が終わりまったり中
（正常）

突然スクっと立ち上がり
一人舞台に向かうピーハ

なぜかいつもと様子が違うピーハ
（異所性P波）

慌てて後を追いかけ
舞台に上がるQRS
（QRS波は正常）

その後、マネージャーが
楽屋にやってきて、
出番を告げる

いつもどおりのピーハに戻る
（正常P波）

いつもどおりの
二人
（正常QRS波）

解説 06

まとめ

【心房期外収縮（PAC）】 premature atrial contraction

- R-Rの突然の短縮
- QRSは正常
- 本来のP波が出る位置
- 異所性P波（本来より早く出現）

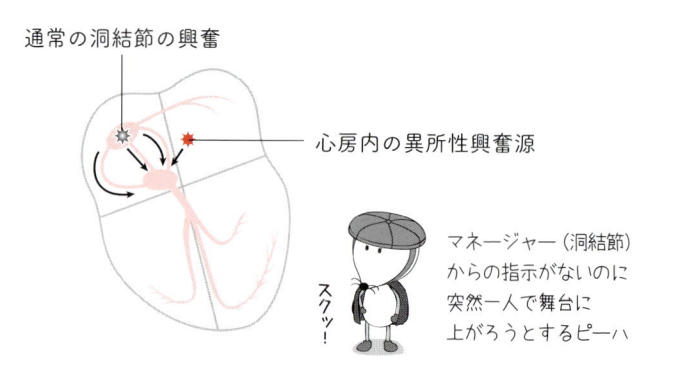

- 通常の洞結節の興奮
- 心房内の異所性興奮源

スクッ！

マネージャー（洞結節）
からの指示がないのに
突然一人で舞台に
上がろうとするピーハ

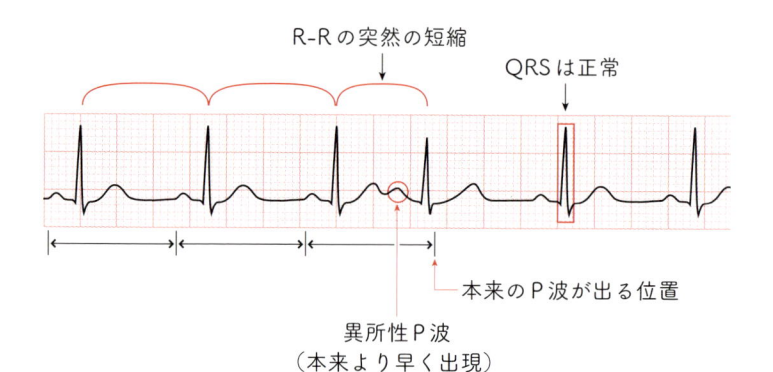

✎ 心房期外収縮は、premature atrial contraction または atrial premature contraction の略として PAC と APC の 2 種類があります。

心房期外収縮（PAC）

- ♥【概念】 洞結節以外の心房内の異所性興奮によって、予測されるより早期に起こる心房収縮のこと。

- ♥【原因】 加齢。疲労、ストレス、睡眠不足、喫煙、コーヒー、飲酒なども誘因となる。基礎疾患として高血圧性疾患、僧帽弁疾患、虚血性心疾患、先天性心疾患、甲状腺機能亢進症、慢性閉塞性肺疾患（右房負荷になる）等がある。

- ♥【心電図】 P波の変形を認め、洞調律よりも早期にP波は出現する（突然のR-R間隔短縮）。そのため先行するT波にP波が重なることもある。QRS波形に異常はない。

- ♥【分類】 期外収縮の出現の仕方によって、下記のように分類されることがある。
    ① 二段脈
       通常の洞調律の収縮1回と期外収縮1回が交互に出現するもの（通常－早期－通常－早期の繰り返し）。

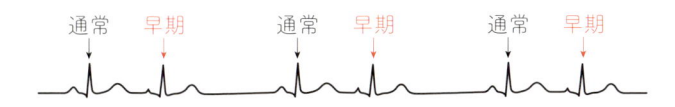

② 三段脈

通常の洞調律の収縮2回のあとに期外収縮が1回出現するもの(通常－通常－早期－通常－通常－早期の繰り返し)。

通常　通常　早期　通常　通常　早期

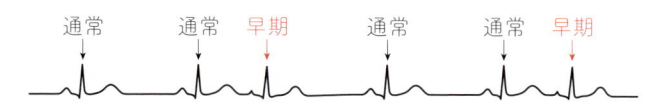

③ ショートラン

期外収縮が3連発以上するもの。

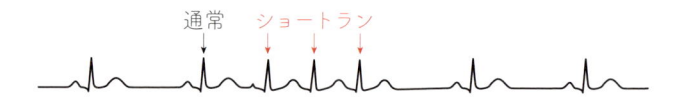

通常　ショートラン

♥【症状】　時に動悸、胸部不快感を認める。

♥【対応】　基礎疾患がない場合は経過観察。期外収縮が頻発する場合や症状が強いときは治療を考慮する。

コラム

【心室内変行伝導】

　前述したとおり、心房期外収縮の心電図で、QRS波は正常と同じ形になりますが、心室内変行伝導が起こると、QRS波が変化し正常とは違う形になることがあります。この心室内変行伝導とは、**洞結節から心室へ伝わる刺激が、伝導系の生理的不応期に起こったために心室内でいつもと違う形で伝導してしまう**ことです。

　心筋細胞には収縮の後、ある一定時間は再び収縮できない時間帯である「**不応期**」が存在します。心筋収縮後の**心筋の休み時間**のことです。この不応期の長さは、心筋の場所によって違いがあります。例えば、心室内の伝導路である右脚と左脚では、**右脚のほうが左脚より長く**なっています。通常は、右脚、左脚ともに、不応期を脱したあとに、次の収縮の命令が来るので問題ないのですが、頻回な異常刺激が、十分に右脚が休む前に来てしまうと、右脚には刺激が伝わらず、不応期から脱した左脚だけの伝導となってしまいます。これが心室内変行伝導です。

　心房期外収縮でも期外収縮が早期に心室に伝達され不応期にかかると心室内変行伝導が起こり、異常な形のQRS波になってしまいます。

カタカタカタ

シーン07

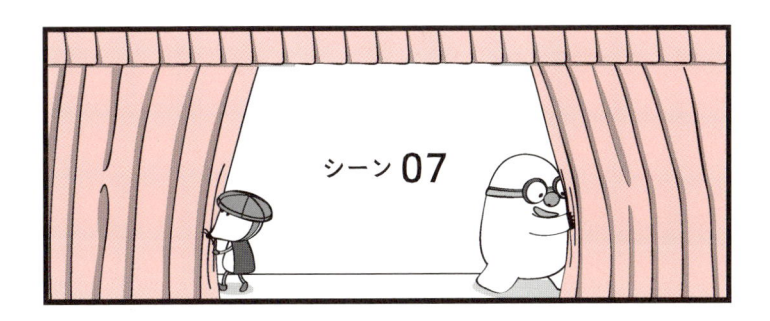

　もうひとつ空回り系のお話です。なんと、今度はいつも冷静沈着でしっかり者のあなた（QRSさん）が、空回ってしまったお話です。

　やはり、まだまだ若手。あなただって、時にはおかしくなることもありますよね。でも、すぐに正気に戻れば大丈夫。頻繁におかしくなったり、連続で舞台に上がったりしなければ、劇場には迷惑はかかりません。

　では早速、どんな感じだったのかみてみましょう。

♥　　♥　　♥

　その日は、午前公演も大いに客席が沸き、無事に終わっていました。ほっとして午後の公演を楽屋でまったりと二人で待っていました。

　もっともっと頑張ろうと二人で話していたそのときです。

　まだまだ午後の公演は始まらないのに、いきなりあなたは、

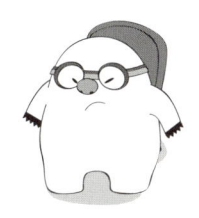

シーン07

「しんぼう！　よし！　行くぞ!!」と言って舞台に出て行ってしまいました。

　もちろんマネージャーが呼びに来たのではありません。

　慌てたピーハさん。ピーハさんも舞台に上がろうと思いましたが、あまりにあなたの勢いがすごかったので、気後れして楽屋にじっとして舞台には上がりませんでした。

　一人きりで舞台に上がったあなた。ただでさえおかしくなっている上に、いつもそばにいてくれるピーハさんもいません。グダグダの舞台となってしまいました。

　そんなことが1回あった日があれば、2回あった日もあったり、楽屋に戻ってきて、すぐにまたおかしくなって連続で舞台に上がったりすることもありました。1回、2回なら大丈夫でしたが、あまりに連続すると劇場運営に支障が出ます。まわりの芸人が心配して支配人を呼んでこようかと言いますが、不思議なことに、なにもしないでも元に戻ったのです。一体全体この騒動はなんだったんでしょうか？？？

scenario 07 劇場の楽屋

午前中の公演が終わり、くつろぐザ・心電図の二人。

ピーハ 「今のは良かったよね。この調子でドンドンやっていこうよ！ しんしつ！」

QRS 「そうだね。頑張っていかなくちゃね」

椅子に座っていたQRS。
なぜか、急に立ち上がる。

QRS 「そうだ！！！ 頑張んなくちゃ！！！ こんなに休んでいる場合じゃない！！！」

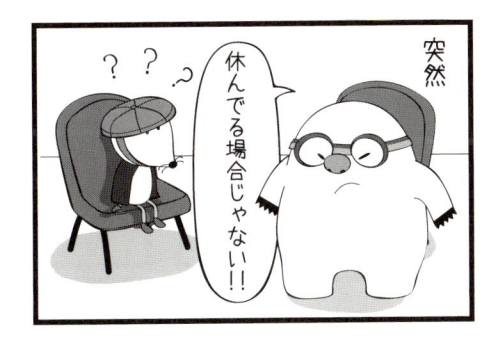

ピーハ 「???」

戸惑うピーハ。
楽屋を飛び出すQRS。

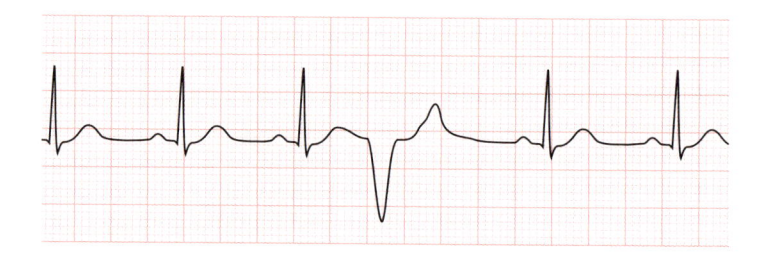

解説 07 心室期外収縮

❶ 心室期外収縮とは

　もう一つの期外収縮、心室期外収縮のお話です。

　心室期外収縮とは、**洞結節からの興奮よりも早期に心室が勝手に興奮してしまう**ものです。臨床で最も多くみられる不整脈で、健常人にも高頻度でみられます。

　心不全、急性心筋梗塞などの虚血性心疾患、呼吸器疾患、薬物中毒などの基礎疾患が原因になる場合もあります。

　無症状のこともありますが、症状は多彩で、代表的なものに動悸、脈が飛ぶ・抜ける、胸部圧迫感、不快感などがあります。

心室期外収縮（PVC）

　心電図の特徴としては先行する**P波を欠き**、通常のQRS波よりも早期に**幅広く変形したQRS波**がみられることです。その発生頻度などで重症度分類がされており（Lown分類〈ローン〉、p.101参照）、グレードの高い場合は緊急対応が必要になります。

　治療は、心筋梗塞などの基礎疾患があった場合はその治療を行います。基礎疾患がない場合でも症状が強い場合は薬物治療を行います。

❷ お笑い芸人にたとえると……

　なぜかしんしつ（QRSさん）が、マネージャー（洞結節さん）からの指示もないのに勝手にやる気を出して舞台に上がってしまいます（心室内の異所性興奮の出現）。

　驚いたピーハさんは、何とかしようと思いますが、QRSさんの勢いに押されて楽屋に一人取り残されてしまいます（先行するP波を欠く）。

　QRSさん一人では、舞台に上がっても笑いを取ることはできません。相方のピーハさんがいないので、舞台に上がったQRSさんは普段と違う状態になっています（幅広く変形したQRS波）。

　ここでは、その後、夕方の公演からはいつもどおりに出演して問題なかったようですが、何回も同じことが起きたり、連続

✎ Lown分類のLown（ラウン）は除細動器の開発に携わった米国の心臓学者。また平和活動にも尽力し、核戦争防止国際医師会議の共同創始者としてノーベル平和賞も受賞しています。Lown分類は日本では「ローン」分類と読まれることが多いです。

解説 07

で起きたりすると新宿しんぞう劇場の運営にも問題が生じてきますので、そのときは対応が必要になります(重症度のグレードが高い場合は緊急対応が必要)。

これが心室期外収縮です。

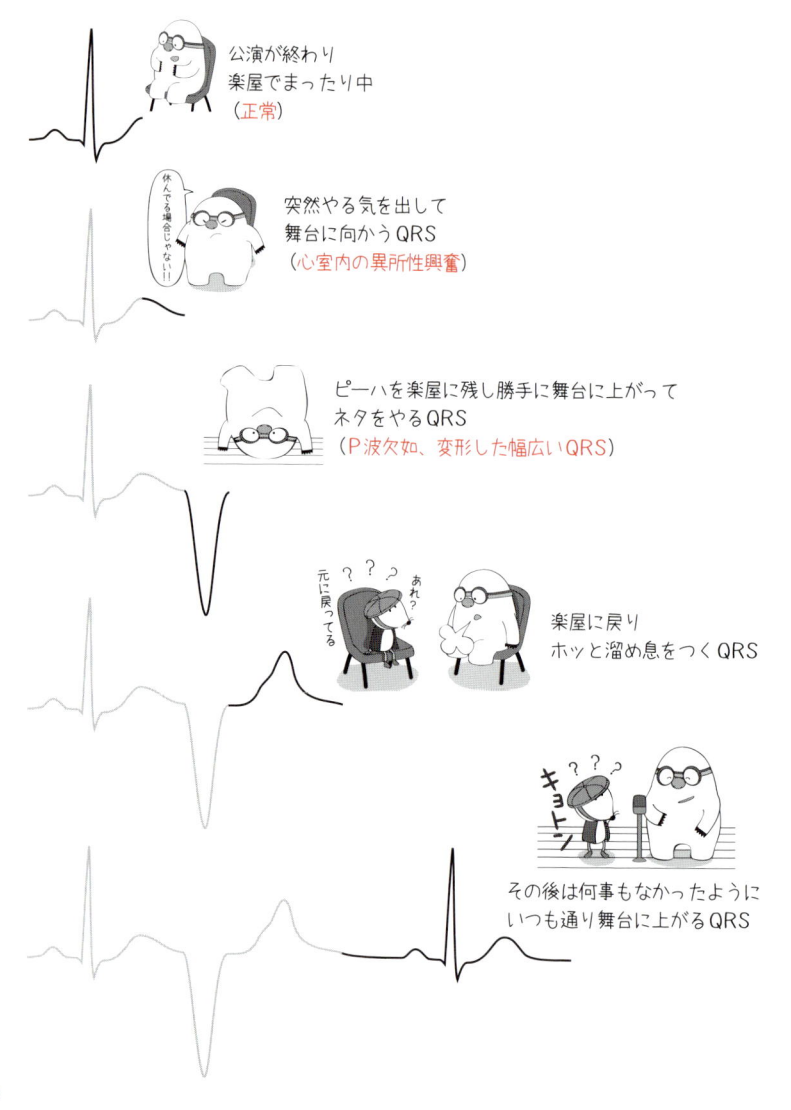

公演が終わり
楽屋でまったり中
(正常)

突然やる気を出して
舞台に向かうQRS
(心室内の異所性興奮)

ピーハを楽屋に残し勝手に舞台に上がって
ネタをやるQRS
(P波欠如、変形した幅広いQRS)

楽屋に戻り
ホッと溜め息をつくQRS

その後は何事もなかったように
いつも通り舞台に上がるQRS

心室期外収縮（PVC）

まとめ

【心室期外収縮（PVC）】premature ventricular contraction

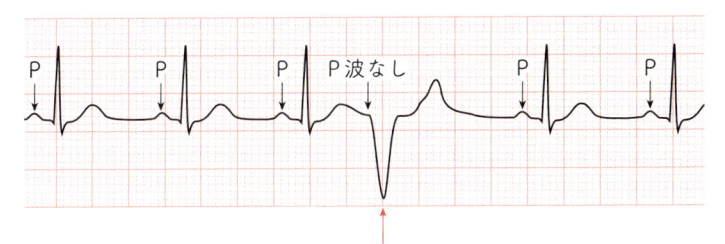

P　P　P　P波なし　P　P

幅広く変形し、早期に現れたQRS波

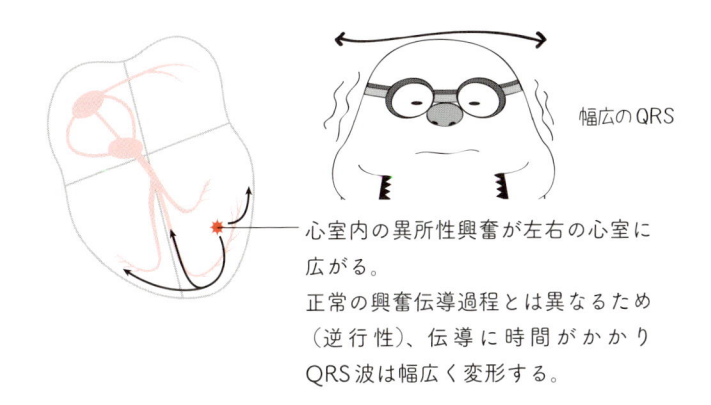

幅広のQRS

心室内の異所性興奮が左右の心室に広がる。
正常の興奮伝導過程とは異なるため（逆行性）、伝導に時間がかかりQRS波は幅広く変形する。

♥【概念】 正常な刺激伝導系を通らずに、心室内の異所性興奮によって早期に心室が収縮するもの。

✎ 心室期外収縮は、premature ventricular contraction または ventricular premature contraction の略として、PVCとVPCの2種類の略語があります。

解説 07

- ♥【原因】　健常人に起こる場合もある。基礎疾患として急性心筋梗塞が重要で、心不全や心筋症などでも出現しやすい。

- ♥【心電図】　正常な刺激伝導系による興奮過程を経ずに、伝導速度の遅い心筋細胞を介して伝導されるため、QRSは幅広く変形している。また、心房の興奮よりも心室の興奮が先に起こるため、先行するP波は認めない。また、T波はQRS波と逆向きになる。

- ♥【分類】　出現の仕方によって、下記のように分類される。
  ① 散発型と頻発型（Lown分類参照）
  ② 二段脈と三段脈（p.87参照）
  ③ 単形性と多形性（あるいは単源性と多源性）
  ④ 連発（2連発、3連発、それ以上連発するショートラン）
  ⑤ R on T（先行する正常T波に期外収縮のR波が重なる）

- ♥【症状】　無症状から重篤なものまでさまざま。

- ♥【対応】　治療の必要のないものから、心室頻拍や心室細動に移行して緊急対応が必要なものまである。

✍ **危険な心室期外収縮**：R on T、多形性（多源性）、多発性、連発性（ショートラン）。

心室期外収縮（PVC）

心室期外収縮のLown分類

Grade 1	散発型	1時間29個以下
Grade 2	頻発型	1時間30個以上
Grade 3	多源性	形の異なる期外収縮
Grade 4a	2連発	2連発
Grade 4b	3連発以上	3連発
Grade 5	R on T	T波の頂点あたりに期外収縮が重なる

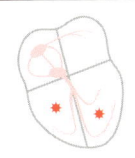

多源性
2か所以上の異所性興奮

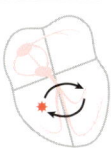

連発
リエントリーによる連発

解説 07

コラム

【R on T】

　心室期外収縮のR波が、先行する正常心拍のT波に重なるものです。心室が興奮し終えて次の興奮に対し準備をしている時期に、次の興奮による刺激が重なって生じてしまうので非常に危険な不整脈（心室頻拍や心室細動など）を引き起こします。単発であっても注意が必要です。危険な心室期外収縮の一つに挙げられています。

普段は次の収縮に備えて準備中だから、次の刺激は普通は受け付けないよ！

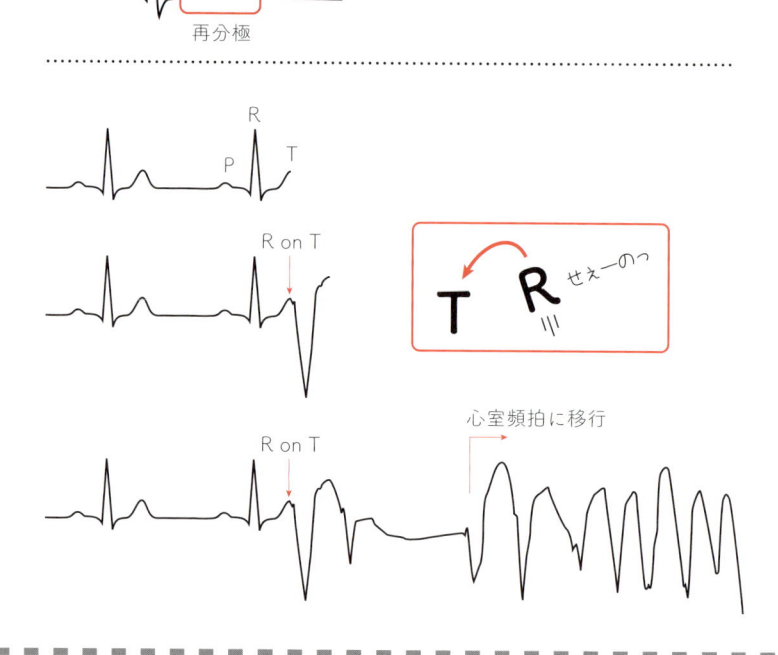

心室頻拍に移行

シーン08

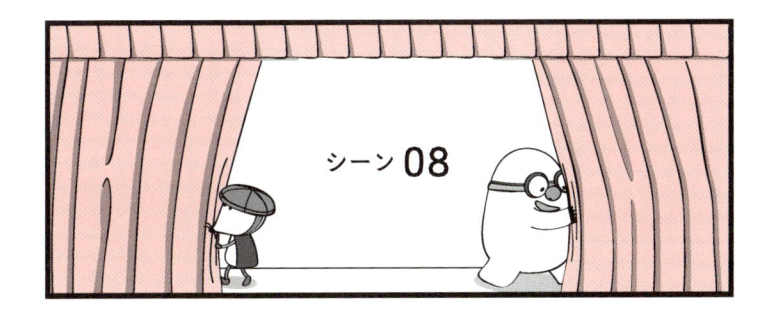

　はやく売れっ子になりたい。はやくビッグになりたい。はやくテレビに出るようになりたい。とにかく食えるようになりたい。ザ・心電図の二人の夢は大きく膨らむばかりです。そんな気持ちがいつしか焦りに変わっていました。なんとかたくさん舞台に上がらなくてはいけない。なんとか人より前に出なければならない。なんとか、なんとか……。

❤　❤　❤

　その事件は、午前中の公演後から始まりました。午前中の公演はマネージャー（洞結節さん）の指示のもと舞台に上がったのですが、そのあと、まだ時間ではないのに、ピーハさんが舞台に上がろうと言い始めます。
　あなた（QRSさん）も、少しでも舞台に上がらなくてはと考えていたので、「よし！」と二人で意気投合して時間前に舞台に上がってしまいます。舞台に上がった二人は、普段と違って、

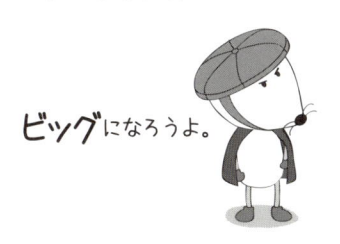

ビッグになろうよ。

シーン08

　おかしくなっていますが、なんとかネタはやり切ります。

　楽屋に戻った二人は相変わらず落ち着かず、もう一回出ようと、また舞台に上がってしまいます。マネージャーからなにも言われていないので、ピーハさんが焚きつけたことによって、二人は舞台に上がり続けてしまいます。

　これが続くと、劇場にも悪影響が出てきてしまいます。
　その日は、たまたま本社の方から重役（迷走神経さん）が劇場に来ていました。

　ザ・心電図のおかしな行動をみた重役（迷走神経さん）は、「なにをやっているんだ!!!」と二人に刺激を与えました。

　すると、なんとか元に戻ったようですね……。

scenario 08　新宿しんぞう劇場の舞台上

舞台で挨拶をするピーハとQRS。

二人　「ありがとうございました〜」

舞台の袖に引き上げる二人。

周囲　「お疲れさまで〜す」
二人　「お疲れで〜す」

劇場楽屋。

QRS　「今日の客はなかなか良いね」
ピーハ　「そうだね」

なぜか浮かないピーハ。

QRS　「どうしたの、今日？　しんぼう、なんか変じゃない？　彼女と喧嘩でもしたの？」
ピーハ　「なあ、しんしつ」
QRS　「なに？」
ピーハ　「俺たち、このままでいいのかな？」
QRS　「どういうこと？」
ピーハ　「洞結節さんの言われるままじゃなくて、もっと舞台

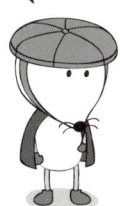

に上がった方がいいと思うんだよね。ビッグになるためには。なあ、そう思わない、しんしつ？」
QRS 「そうだね」
ピーハ 「よし、これから舞台に出るぞ〜！！！」

タイミング悪く舞台に上がる二人。
いつもと違っている二人、ネタもいまいち。
二人、戻るも、なぜかまた舞台へ。その繰り返し。
驚いた周囲の人々。止めるも二人は出続ける。

そこへ、本社の重役（迷走神経さん）現る。

迷走神経 「あの二人はなにやってんだ！！」

二人を止めに入る重役。

迷走神経 「お前たち！！！　なにやってんだ〜！！！」

我に返る二人。

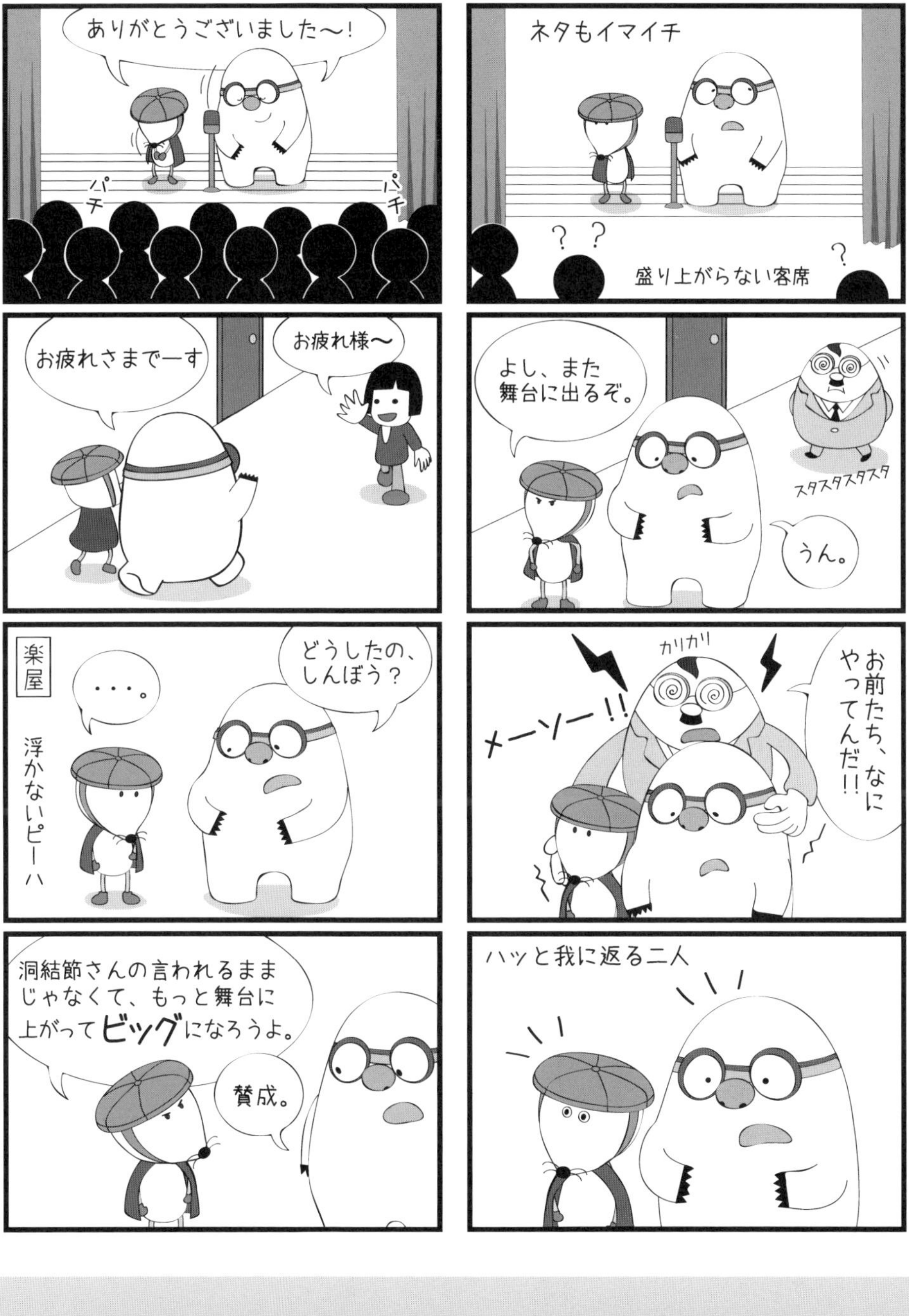
ありがとうございました～！
パチ
パチ
ネタもイマイチ
？？
？
盛り上がらない客席
お疲れさまでーす
お疲れ様～
よし、また舞台に出るぞ。
スタスタスタスタ
うん。
楽屋
・・・。
どうしたの、しんぼう？
浮かないピーハ
カリカリ
メーソー!!
お前たち、なにやってんだ!!
洞結節さんの言われるままじゃなくて、もっと舞台に上がってビッグになろうよ。
賛成。
ハッと我に返る二人

解説 08

解説 08
発作性上室頻拍

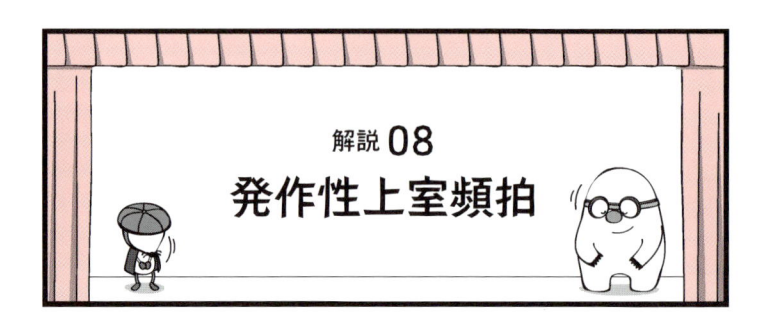

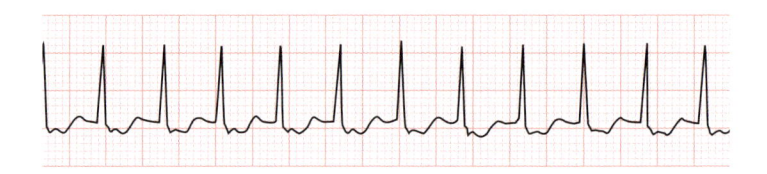

❶ 発作性上室頻拍とは

　発作性上室頻拍とは、心房筋、房室接合部が発生に関与する頻拍性不整脈のことです。① 発生した興奮が房室結節内を旋回するために起こる**房室結節リエントリー性頻拍**と、② 正常の刺激伝導路以外に心房と心室にできたバイパス（副伝導路、Kent束）によって興奮がループして回り続けることで起こる**房室リエントリー性頻拍**の2種類があります。本章では、①の房室結節リエントリー性頻拍について解説します。②の房室リエントリー性頻拍については、第11章「WPW症候群」で解説します。

　✍ 房室結節とヒス束を合わせて「**房室接合部**」と言います。

発作性上室頻拍（PSVT）

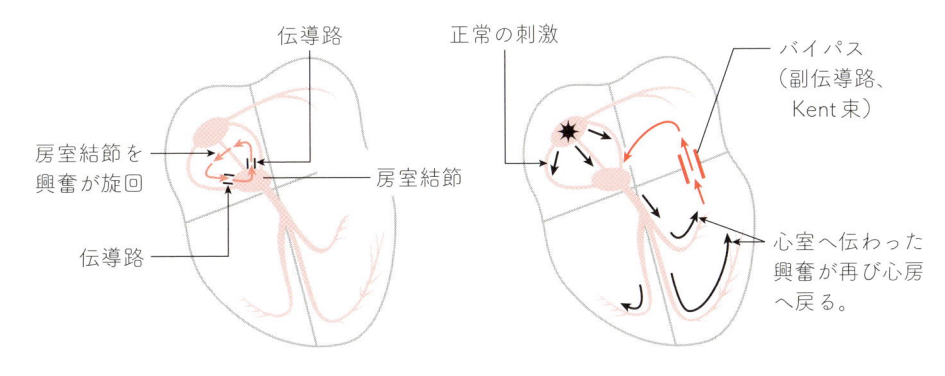

【房室結節リエントリー性頻拍】
房室結節内を興奮が回り続けて心房と心室が交互に興奮するため、頻脈となる。

【房室リエントリー性頻拍】
副伝導路を介して興奮が回り続けて心房と心室が交互に興奮するため、頻脈となる。

　突然始まり突然終わる動悸が特徴的ですが、めまいや血圧低下、時に失神を起こすこともあり、発作時には素早い対応が必要です。

　心電図の特徴は、**突然140〜200回/分の頻脈**を呈し、**R-R間隔一定**で、**正常なQRS波**が連続します。P波はQRS波に埋もれて見えにくくなっています。
　治療は発作時にはまず**迷走神経刺激**を試みます。それで効果がなければ薬物投与を行います。

❷ 迷走神経刺激とは

　迷走神経は脳神経の一つで、内臓（心臓、胃腸など）に分布し、さまざまな活動を司っています。自分の意志ではコントロールすることのできない自律神経系の副交感神経です。迷走神経を刺激すると**洞結節の刺激産生が抑制**され、かつ**房室結節における伝導も抑制され徐脈となります。**

　脈拍が発作的に速くなる不整脈の治療に、この迷走神経刺激が行われます。

　迷走神経刺激の方法には**頸動脈洞をマッサージする方法**や**息をこらえる方法（Valsalva手技）**などがあります。

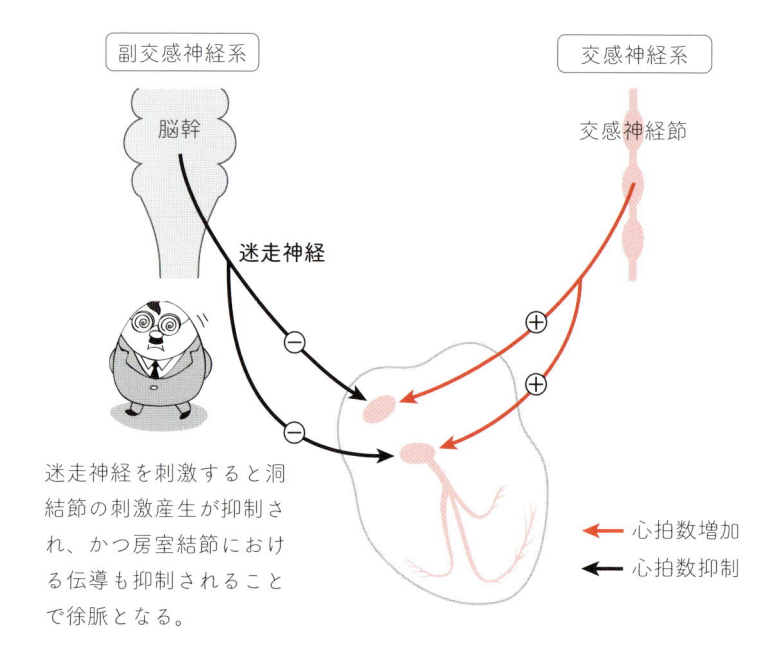

迷走神経を刺激すると洞結節の刺激産生が抑制され、かつ房室結節における伝導も抑制されることで徐脈となる。

← 心拍数増加
← 心拍数抑制

❸ お笑い芸人にたとえると……

　このままでいいのかと今後のザ・心電図の将来に不安を持っている二人。突然、しんぼう（ピーハさん）が、マネージャー（洞結節さん）からの指示もないのに、舞台に上がろうと言い出しています。

　その意見に同調したあなた（QRSさん）。二人で舞台に上がりネタをやります。でも、二人とも焦っているためか、いつもの調子は出ません（P波は埋もれて見えない。QRS波は正常）。

　それでも二人は舞台に何度でも上がり続けます（頻脈）。
　驚いた周囲は止めに入りますが、二人はやめることをしません。
　そこへ、たまたま劇場に来ていた本社重役の迷走神経さんが、二人の異変に気づきます。

　迷走神経さんの一喝（治療は迷走神経刺激）。
　それで無事に二人は正気を取り戻すのです（洞調律へ）。

　これが発作性上室頻拍です。

解説 08

もっと舞台に上がって
ビッグになろうよ!!

そうだね、マネージャーの
指示がなくても出ちゃおう!!

二人の異変に
気づいた重役

勝手に舞台に上がり続ける二人

重役・迷走神経さんからの一喝
(迷走神経刺激)

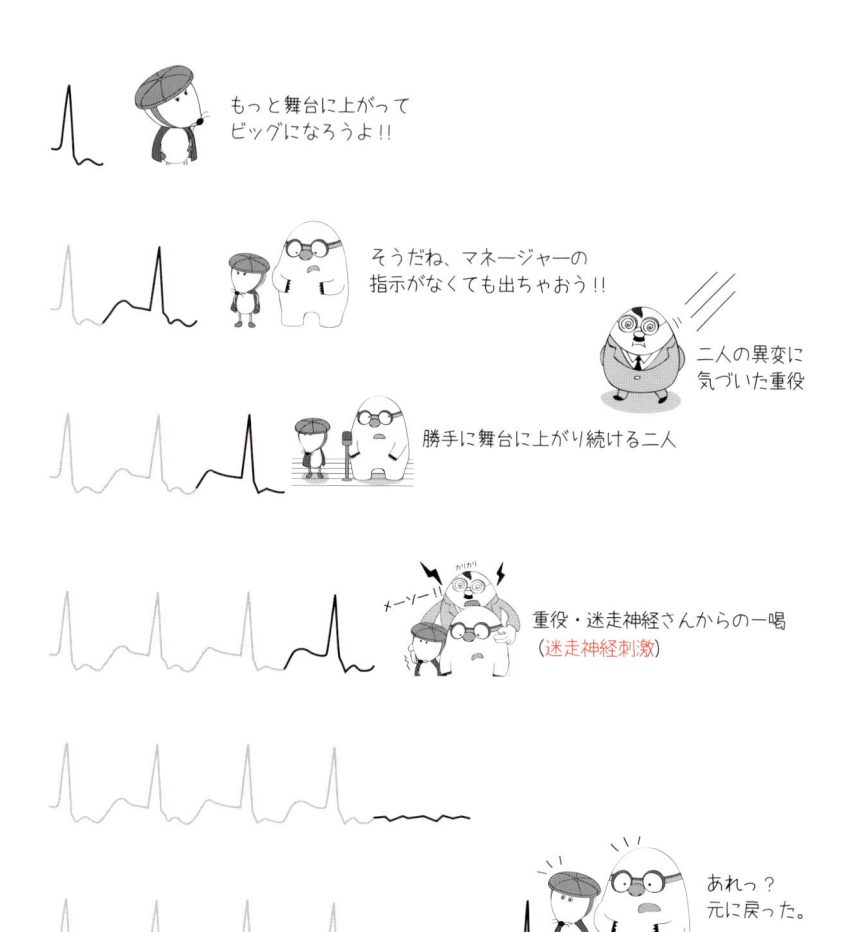

あれっ?
元に戻った。

発作性上室頻拍（PSVT）

まとめ

【発作性上室頻拍（PSVT）】

paroxymal supraventricular tachycardia

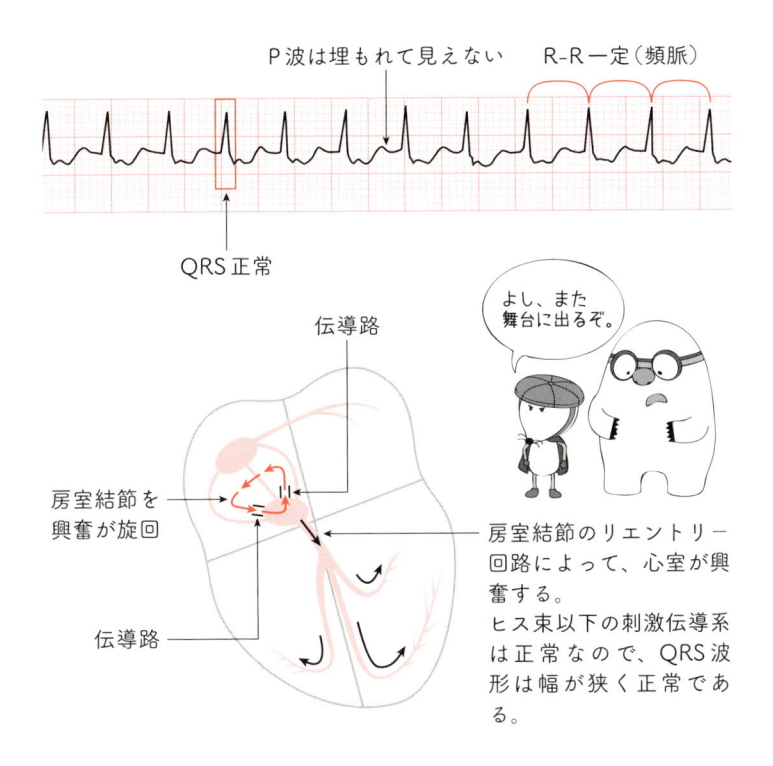

P波は埋もれて見えない　　R-R一定（頻脈）

QRS正常

伝導路

房室結節を
興奮が旋回

伝導路

よし、また舞台に出るぞ。

房室結節のリエントリー回路によって、心室が興奮する。
ヒス束以下の刺激伝導系は正常なので、QRS波形は幅が狭く正常である。

解説 08

♥ **【概念】** 上室（心房や房室接合部）を起源とする発作性の頻拍症で、突然始まり、突然終わるという特徴がある。

♥ **【心電図】** 突然始まり、突然終わる140〜200回/分の頻脈。R-R間隔一定で、正常なQRS波が連続する。P波は埋もれて見えにくくなる。

♥ **【分類】** 異常な回路によるリエントリーによって起こり、以下の2つがある。
① 房室結節リエントリー性頻拍（PSVT中、最も多い）
・房室結節の近くに異常回路が存在し、房室結節内を電気信号が回り続けるため、心房と心室がほぼ同時に刺激されて頻脈となる。
② 房室リエントリー性頻拍
・心房と心室の間に先天的に副伝導路（バイパス）が存在し、その間を電気信号がループ状に回り続けるため、心房と心室が絶え間なく信号を伝え合い、頻脈となる。Kent束によるWPW症候群が代表的である（p.173参照）。

- ♥【原因】 健常人にも起こりうる。不眠、過労、ストレスなどが発生誘因となることもある。

- ♥【症状】 突然始まり突然終わる動悸が特徴である（患者自ら「あっ、今動悸が始まった」と明確に自覚できる）。重症の頻脈ではめまい、血圧低下、失神をきたす。

- ♥【対応】 発作時は迷走神経刺激（頸動脈洞マッサージ、Valsalva手技）を試みる。効果がなければ抗不整脈薬の投与を考慮する。根治療法としてカテーテルアブレーションがある（p.116参照）。

解説 08

コラム

【カテーテルアブレーション】

　カテーテルアブレーションとは、不整脈の原因となる**異常な電気回路のある心筋組織を電極カテーテルで破壊する**ことで不整脈を治療する手技のことです。1980代以降に開発された手技で、心筋組織を破壊するエネルギー源は直流通電や高周波が用いられます。

　適応不整脈は心室頻拍や発作性上室頻拍、WPW症候群などがあり、そのほか薬剤抵抗性の頻脈性心房細動、心房粗動の心拍数コントロールのためにも行われます。

　成功率は約95%、手技時間は平均2時間程度です。合併症には心タンポナーデ、脳梗塞のほか、正常な電気回路を傷つけてしまうことで起こる房室ブロックなどがあります。しかし、その発生率は1%以下でとても安全な手技です。

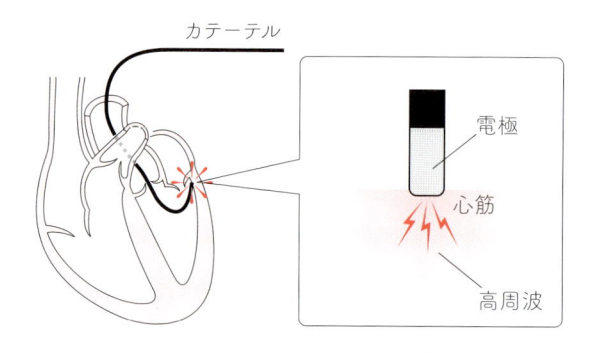

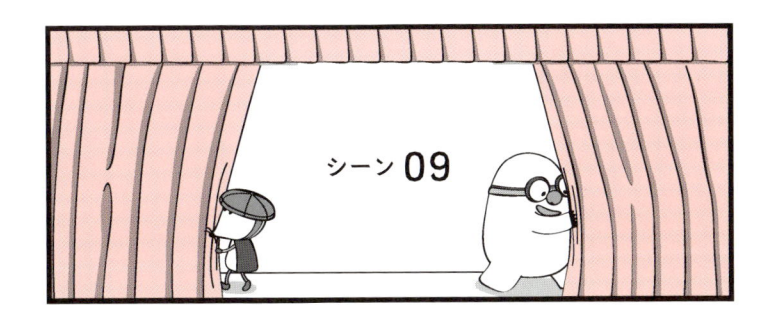

新宿しんぞう劇場での公演も慣れてきた頃、夏休みシーズンがやってきました。地方公演の始まりです。地方公演は、各地のおいしい名産品を食べられて楽しいものですが、まだまだ売れていない若手芸人にとっては、楽しんでいる暇などありません。食事をする時間も惜しんで各地を分刻みで回る強行軍なのです。

❤　❤　❤

シーン09-①

　夏休みも終わりに近づき、疲れも溜まってきている頃、ある地方公演での出来事です。
　そこには昼に到着して、夕方、夜の２公演の予定でした。その日は、二人はかなり疲れが溜まっていました。

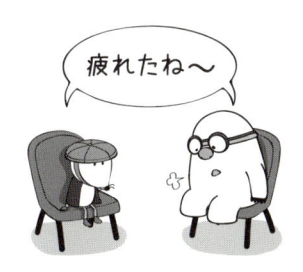

「疲れたね〜」

シーン 09

　夕方の公演はなんとかピーハさんと終えました。次の夜公演までのわずかな時間に休みを取る二人。でも、あっという間に夜公演が始まってしまいました。すぐにザ・心電図の出番です。
　マネージャー（洞結節さん）がやってきて、ピーハさんに出番だと伝えます。ピーハさんは、あなたに、「行こう！」と出番を伝えに来ます。しかし、ピーハさんの声が聞き取りにくかったので、あなた（QRSさん）はいつもより舞台に上がるのが遅れてしまいました。

シーン 09 - ②

　この場所での公演は1週間も続きました。公演が続くにつれ、二人は少し疲れてきたようで、二人の間の意思疎通が徐々に悪くなってきました。
　朝の公演ではあなたはちゃんと舞台に上がれましたが、昼の公演ではピーハさんの「行くよ！」という声が聞き取りにくく、少し遅れてしまいました。午後・夕方の公演になるにつれ遅れてしまう時間は段々と長くなっていきました。
　そして、遂に夜の公演では「行くよ！」というピーハさんの声が全く伝わらず、あなたは舞台に上がることができませんでした。

シーン09 - ③

　その日は、なんとか夕方までの公演はピーハさんに遅れることなく舞台に上がりネタを行うことができました。
　しかし、夜の公演では、なぜかいきなりあなたの体が動かなくなってしまい、舞台に全く上がることができませんでした。いきなり、なんの前触れもなく出られなくなるのはまずいというので、事務所（本社）の計らいで東京からまだデビュー前の学生である「ペースメーカーくん」を24時間専属で付けてくれることになりました。

ペースメーカーくん

シーン09 - ④

　そして遂に最終日、あなたの疲れはピークに達し、訳がわからない状態になってしまいました。ピーハさんは各公演を定期的に出演していきましたが、あなたは、ピーハさんとは全く関係なく勝手に舞台に上がるようになってしまいました。もう収拾がつかない状況です。
　そこで事務所（本社）は、ペースメーカーくんを24時間専属で再び付けてくれたのでした。

シナリオ09

① 地方の文化会館、舞台上

二人　「ありがとうございました〜」

　　　舞台の袖に引き上げる二人。

QRS　「疲れた〜」
ピーハ　「疲れたね〜。でもあと、夕公演だけだから頑張ろう」
QRS　「ちょっと、俺、楽屋で寝るわ。わるい、しんぼう」
ピーハ　「いいよ、しんしつ。時間が来たら呼ぶよ」

　　　楽屋。寝るQRS。傍らでゲームするピーハ。
　　　そこへ、マネージャーが入ってくる。

洞結節　「時間ですよ〜!!!　さあ!　さあ!　さあ!　さあ、行きましょう!　ピーハちゃん!!」
ピーハ　「出番ですか?　しんしつ!　出番だってよ、しんしつ!」

　　　寝ぼけ眼のQRS。しかし動くことができない。
　　　ピーハは仕方なくぶつぶつ呟きながら、

ピーハ　「じゃあ、先に行ってるよ。ぶつぶつ……」
　　　舞台にすでに上がっているピーハ。遅れて出てくるQRS。
QRS　「もお〜、出番だってちゃんと伝えてよ〜!」

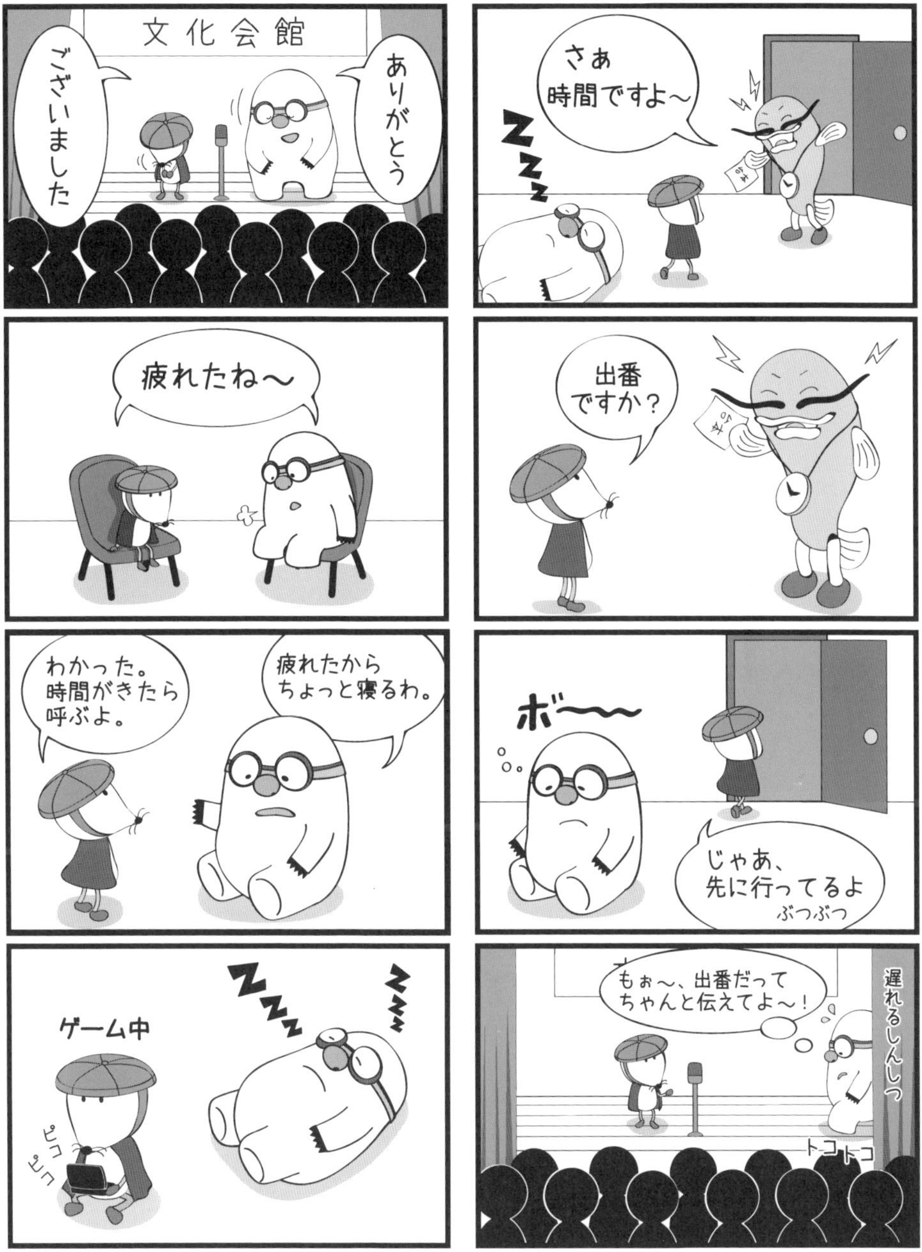

文化会館
ありがとう
ございました
疲れたね〜
疲れたから
ちょっと寝るわ。
わかった。
時間がきたら
呼ぶよ。
ゲーム中
ピコ
ピコ
さぁ
時間ですよ〜
出番
ですか？
ボ〜〜〜
じゃあ、
先に行ってるよ
ぶつぶつ
もぉ〜、出番だって
ちゃんと伝えてよ〜！
遅れるしんしつ
トコトコ

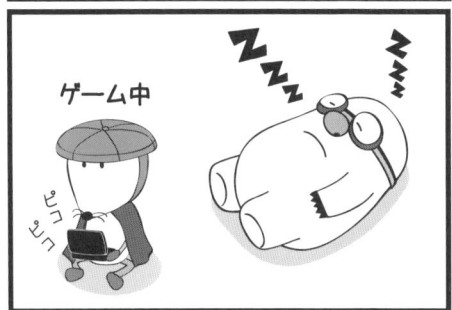

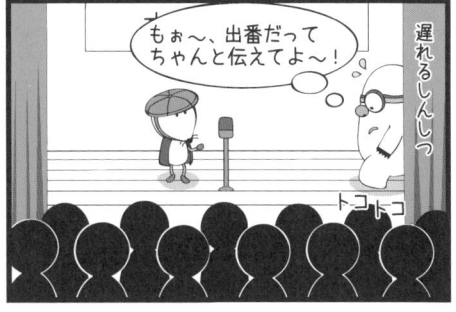

09 ② 同じ地方文化会館。早朝公演を終える二人

ピーハ　「今日から1週間公演だってよ！」
QRS　　「まじ？　体力もつかな？　自信ないや」
ピーハ　「頑張ろうよ。さあ、行くよ」

　　　　午前、昼、午後の公演では、疲れからか二人の意思の疎通がだんだん悪くなり、ピーハに遅れて舞台に立つQRS。
　　　　夕公演で、一人ぼっちで舞台上のピーハ。客に対して、

ピーハ　「いや〜、どうしちゃったんですかね？？　おーい、QRSく〜ん！！」

　　　　慌てて舞台に上がるQRS。客席、爆笑。
　　　　ホッとするピーハ。

　　　　夜公演で、一人ぼっちで舞台上のピーハ。客に対して、

ピーハ　「いや〜、どうしちゃったんですかね？？　おーい、QRSく〜ん！！」

　　　　だれも来ない。
　　　　客席、シーン。
　　　　青ざめるピーハ。

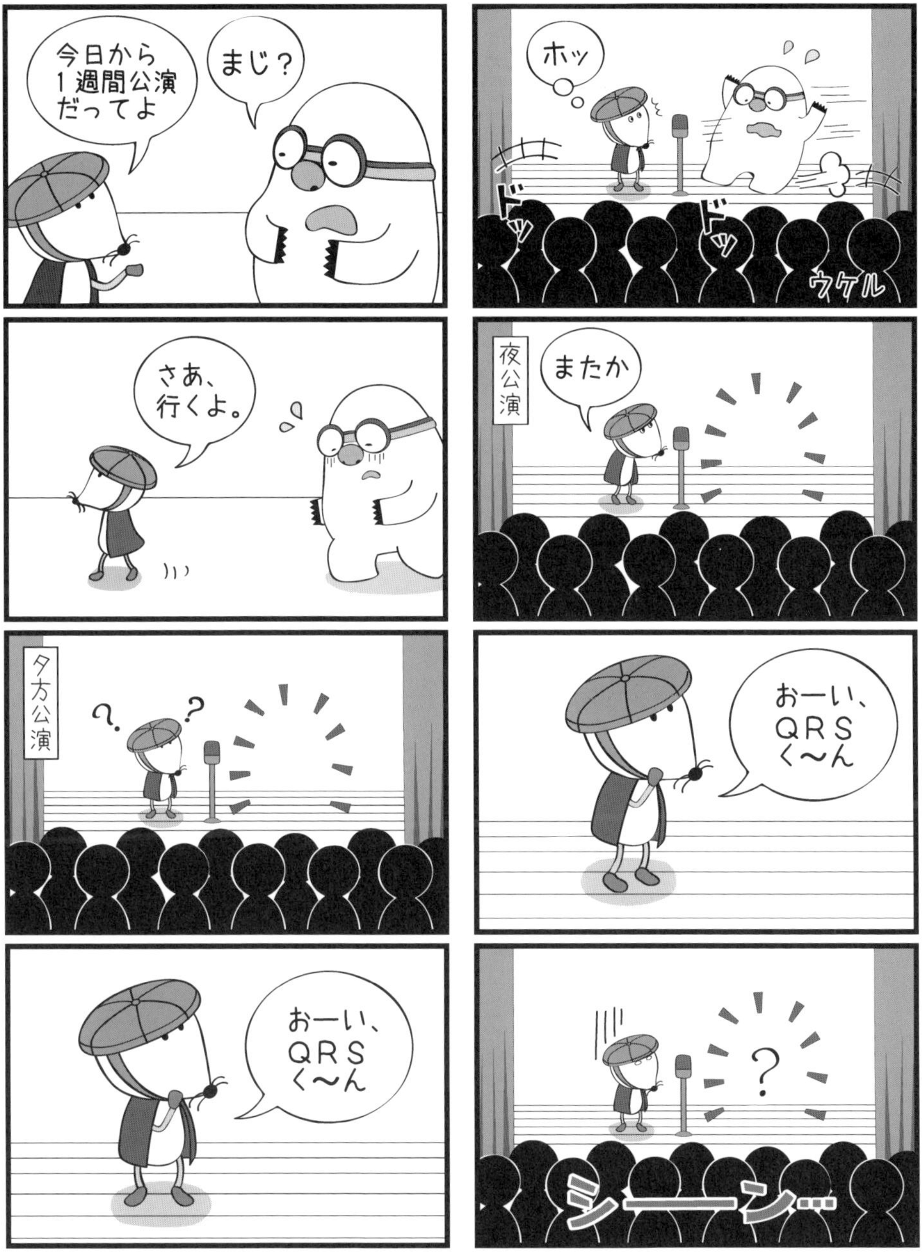
今日から
1週間公演
だってよ
まじ?
さあ、
行くよ。
夕方公演
?
?
おーい、
QRS
く〜ん
ホッ
ドッ
ドッ
ウケル
夜公演
またか
おーい、
QRS
く〜ん
?
シーーン…

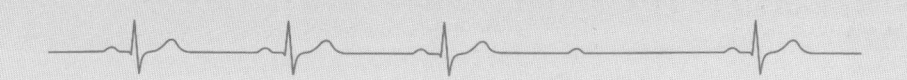

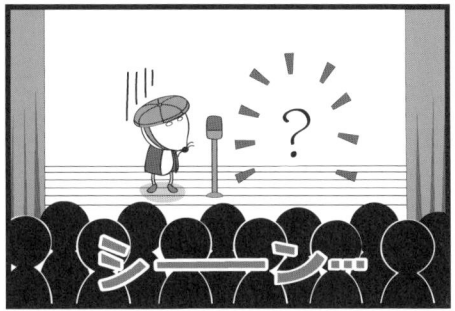

scenario 09 ③ 同じ地方文化会館

早朝公演を終える二人。

ピーハ　「今日も頑張っていこう」
QRS　　「ああ」

午前、昼、午後、夕公演になんとかピーハに遅れずに舞台に立つQRS。
しかし、顔色は悪い。
夕公演前の楽屋。

ピーハ　「しんしつ、大丈夫か？　最後だから頑張ろうぜ」
QRS　　「ああ」
ピーハ　「時間だけど」
QRS　　「しんぼう、すまん。先に行っててくれよ」

夕公演。舞台で一人ぼっちのピーハ。客に対して、

ピーハ　「いや～。どうしちゃったんですかね？　おーい、QRSく～ん!!」

だれも来ない。客席、シーン。
青ざめるピーハ。

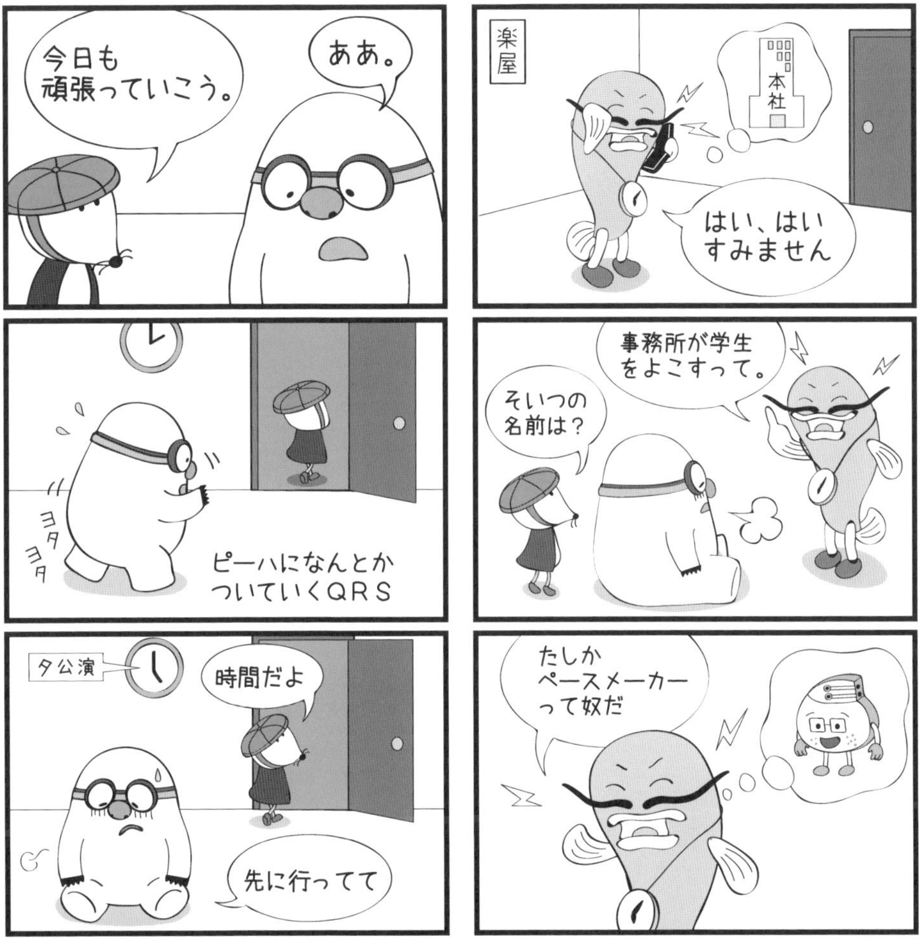
楽屋
本社
はい、はい すみません
事務所が学生をよこすって。
そいつの名前は？
たしか ペースメーカーって奴だ
あいつか！
今日も 頑張っていこう。
ああ。
ヨタ ヨタ
ピーハになんとか ついていくQRS
夕公演
時間だよ
先に行ってて
おーい
シーーン…

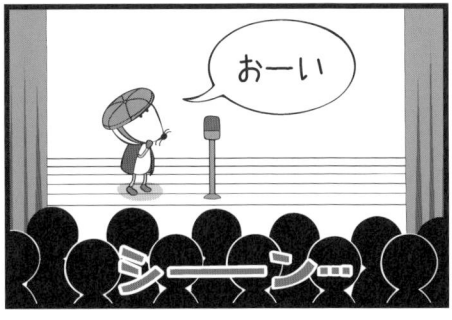

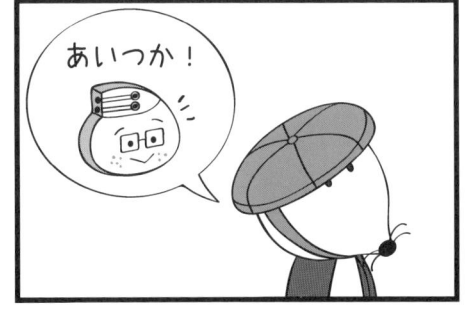

夕公演後、楽屋で電話するマネージャー。

洞結節　「はい、はい。わかりました。本当にすみません。はい、はい。気を付けます。はい、わかりました」

電話を切るマネージャー。二人に向けて、

洞結節　「急に前触れなく出られなくなるのはまずいって。事務所が、そんなことがないように24時間監視できるように学生をよこすってさ」
ピーハ　「そうっすか。そいつの名前なんていうんすか？」
洞結節　「ん？　なんだっけな？　たしか……。ペースメーカー？」
ピーハ　「ペースメーカー？？？　あいつがまた！！！」
洞結節　「知ってるの？」
ピーハ　「洞さんが来る前、少しだけ俺たちに付いてたことがあるんですよ」

scenario 09

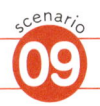

④ 最終日の地方文化会館

ひとりトークをするピーハ。

ピーハ　「と、いうわけで。ありがとうございました〜」

袖に引き上げるピーハ。
近くにいた事務員に話しかける。

ピーハ　「俺はきちんと出ているのに、しんしつはどうしてるんだ？」

会館事務員　「QRSさんも、タイミングはピーハさんとは合っていないんですが、きちんと定期的に舞台に上がっていますよ」

ピンで定期的に舞台に上がるQRS。

ピーハ　「え？　まじ？　でも、それじゃあ、コンビじゃないじゃん」

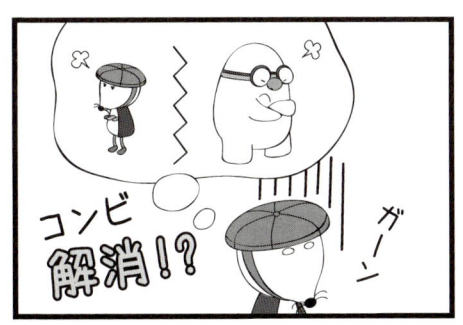

マネージャーが通りかかる。

ピーハ 「あ、洞さん！　まずいっすよ」

話し込むピーハとマネージャー。

洞結節 「わかった。また、会社に言って、あの学生に来てもらって24時間監視しよう」

ピーハ 「ああ、あいつ。ペースメーカーですね」

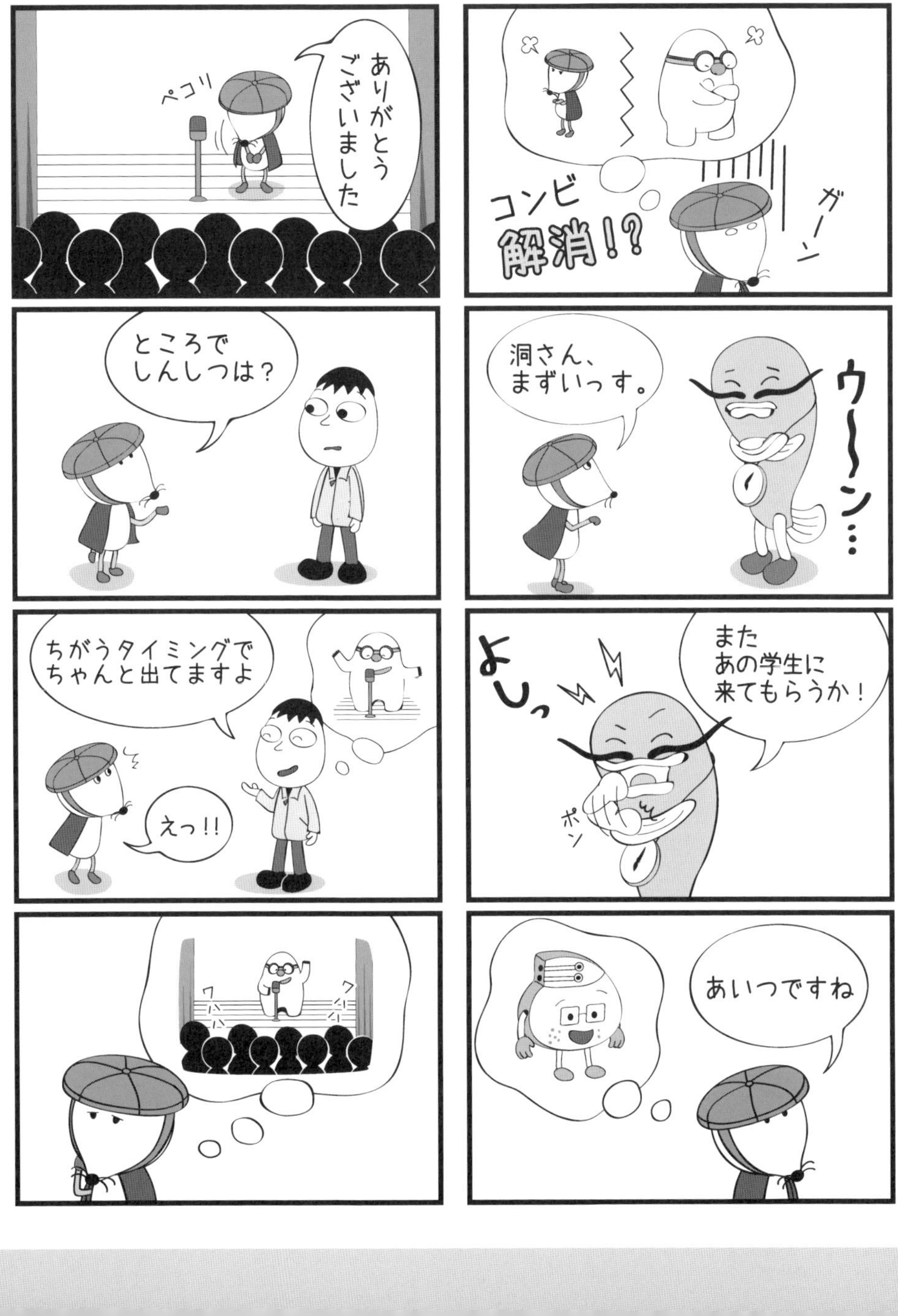

コンビ
解消!?
ガーン
洞さん、
まずいっす。
ウ〜〜ン…
よしっ
また
あの学生に
来てもらうか！
ポン
あいつですね
ありがとう
ございました
ペコリ
ところで
しんしつは？
ちがうタイミングで
ちゃんと出てますよ
えっ!!

解説 09 房室ブロック

❶ 房室ブロックの種類

　房室ブロックは**徐脈性不整脈**の代表的なものです。**心房から心室への刺激伝導の遅延もしくは途絶**と定義されます。

　房室ブロックとひと口に言っても程度はさまざまで、放置していいものから、すぐに治療が必要なものまであります。

　症状も程度によりさまざまで、症状が安定しているものもあれば、動悸、脈拍不整、失神を起こしショックに陥るものもあります。

　伝導障害の程度による分類では、Ⅰ度房室ブロック、Ⅱ度房室ブロック（Wenckebach型、MobitzⅡ型）、Ⅲ度房室ブロック（完全房室ブロック）に分けられます。

　それぞれの心電図の特徴を説明する前に、PQ間隔（PR間隔）について説明しておきます。

房室ブロック

❷ PQ間隔（PR間隔）について

　P波は心房が興奮して収縮するときに出現し、QRS波は心室が興奮して収縮するときに出現する波形です。すなわち、PQ間隔とは心房筋の興奮が開始されてから心室筋の興奮が開始されるまでの時間（**房室伝導時間**）のことです。

　もし、PQ間隔が延長していたとすると、それは心房と心室の間の**房室結節での伝導時間の遅延**を意味し、**房室ブロック**が疑われます。誘導によってはQ波が見えないこともあり、その場合はPQ間隔の代わりにPR間隔を測定します。PR間隔も心房、心室の伝導時間を表しているからです。

　このPQ間隔（PR間隔）を時間で表すと、その基準値は0.12〜0.20秒、目盛りに換算すると3〜5mmです。

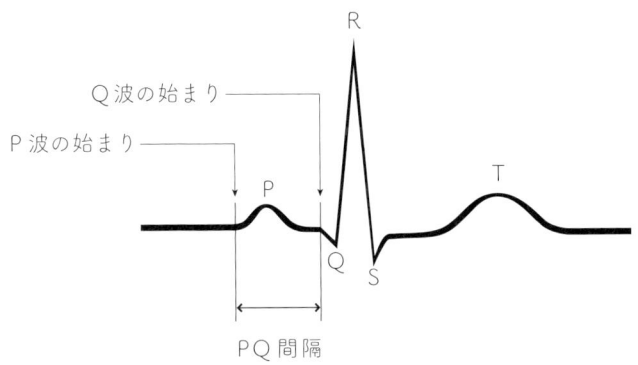

PQ間隔
（PQ間隔：基準0.12〜0.20秒＝3〜5mm）

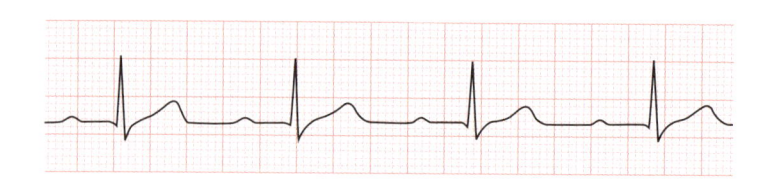

❸ Ⅰ度房室ブロック

　Ⅰ度房室ブロックは、心房から心室への刺激伝導が遅延するものです。主に房室結節の障害によります。
　心電図の特徴はP波とQRS波の間隔は延長しますが（**PQ間隔延長**）、**一定間隔で出現**します。健常者でも出現し、自覚症状もほとんどありません。

　ピーハさん（P波）が出現しても、ピーハさんの声が聞き取りにくかったあなた（QRSさん）は、遅れて舞台に上がります（P波とQRS波の形は正常だが、PQ間隔が延長する）。遅れてしまいますが、必ずあなたはピーハさんのあとに舞台に上がるのです（心房と心室の伝導が完全に遮断されているわけではない）。
　そのため、コンビとしては致命傷にはなりません（自覚症状がなければ経過観察）。

房室ブロック

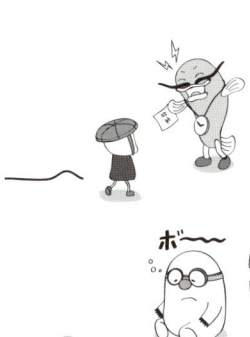

マネージャーの洞結節さんの合図で
舞台に上がるピーハ
(正常なP波)

ピーハが舞台に上がってから
しばらく間が空く
(PQ延長)

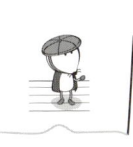

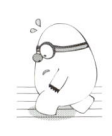

しばらく間が空いて、
ようやくQRSも舞台に上がる
(出現が遅れるだけで、形は正常なQRS波)

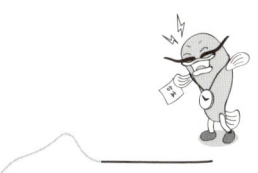

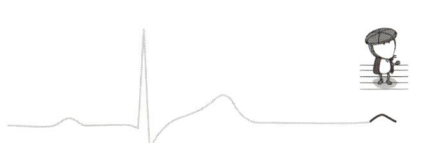

ピーハを呼びに来る
マネージャーの洞結節さん
(洞結節も正常)

指示どおり舞台に上がるピーハ

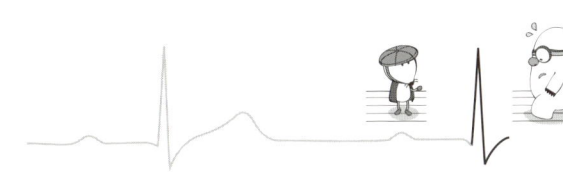

ピーハさんの声が聞き取り
にくく、毎回出遅れるQRS

133

❹ Ⅱ度房室ブロック（Wenckebach型）

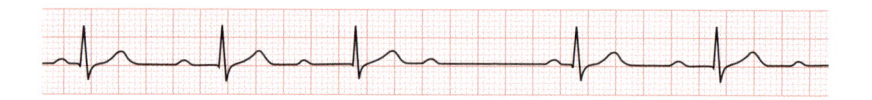

　Ⅱ度房室ブロックWenckebach型（ウェンケバッハ）は、心房から心室への刺激伝導時間が徐々に延長し、ついには房室間で伝導の途絶（通常は1回）が起こるものです。房室結節の障害によるものが多いです。

　心電図の特徴は、**PQ間隔が徐々に伸びていき、QRS波が突然欠落**します。洞結節に異常はないので、P-P間隔は一定です。このブロックも健常者で認めることがあります。軽症のことが多いので、症状がなければそのまま経過観察します。原疾患（急性心筋梗塞など）がある場合は原疾患の治療を行います。

　Ⅱ度房室ブロック（Wenckebach型）の場合も、やはり、あなた（QRSさん）はピーハさんに続いてきちんと舞台に上がることはできません。原因は二人の間の伝達がうまくいかなくなってしまったからです。二人の間の意思疎通が徐々に悪くなり（PQ間隔が徐々に伸びていく）、そして、最終的には、「行

房室ブロック

こうよ！」というピーハさんの声があなたに全く伝わらず、あなたは舞台に上がることができなくなってしまいます（QRS波が突然欠落）。

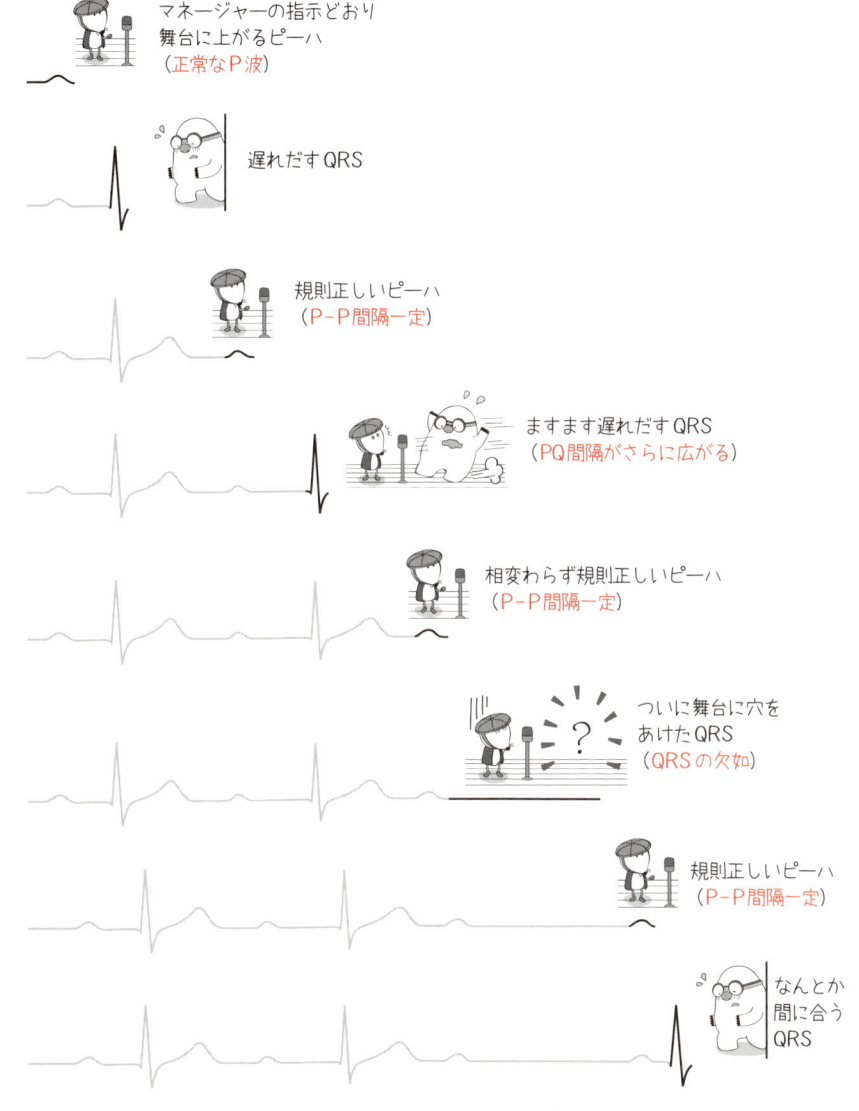

マネージャーの指示どおり
舞台に上がるピーハ
（正常なP波）

遅れだすQRS

規則正しいピーハ
（P-P間隔一定）

ますます遅れだすQRS
（PQ間隔がさらに広がる）

相変わらず規則正しいピーハ
（P-P間隔一定）

ついに舞台に穴を
あけたQRS
（QRSの欠如）

規則正しいピーハ
（P-P間隔一定）

なんとか
間に合う
QRS

解説 09

❺ Ⅱ度房室ブロック（MobitzⅡ型）

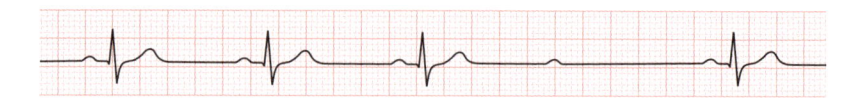

Ⅱ度房室ブロックMobitz（モビッツ）Ⅱ型は、心房と心室への刺激伝導時間は一定で続くなか、突然伝導が途絶するものです。ヒス束以下の障害によるものが多いです。

心電図上は、PQ間隔は一定ですが、**突然QRS波が欠落**します。自覚症状がないこともありますが、動悸やめまいなどの症状を認めることもあります。ブロックの頻度が増加すると低血圧、失神を起こす可能性が高く、Ⅲ度房室ブロックに移行しやすく危険なため、**ペースメーカーが考慮**されます。

Ⅱ度房室ブロック（MobitzⅡ型）の場合は、漫才コンビとしては致命的な状況です。無理を押してなんとか規則正しくQRSさんはピーハさんに遅れることなく、舞台に上がり続けますが、突然、全く動けなくなってしまうのです（PQ間隔は一定も、突然QRS波が欠落）。なんの前触れもなく、突然QRSさんが舞台に出なくなってしまいますので、なんの準備

房室ブロック

もできていません。ピーハさんだけではどうすることもできず、コンビ解散の危機に陥ります。そのため、慌てて監視役の学生が来るのです（致死的なものなので、ペースメーカーの適応）。

マネージャーの指示どおり
舞台に上がるピーハ
（正常なP波）

遅れずに付いていくQRS

規則正しいピーハ
（P-P間隔一定）

今回も遅れずに付いていくQRS
（PQ間隔一定）

規則正しいピーハ
（P-P間隔一定）

おーい

忽然と姿を消したQRS

応援の要請（ペースメーカーの適応）

137

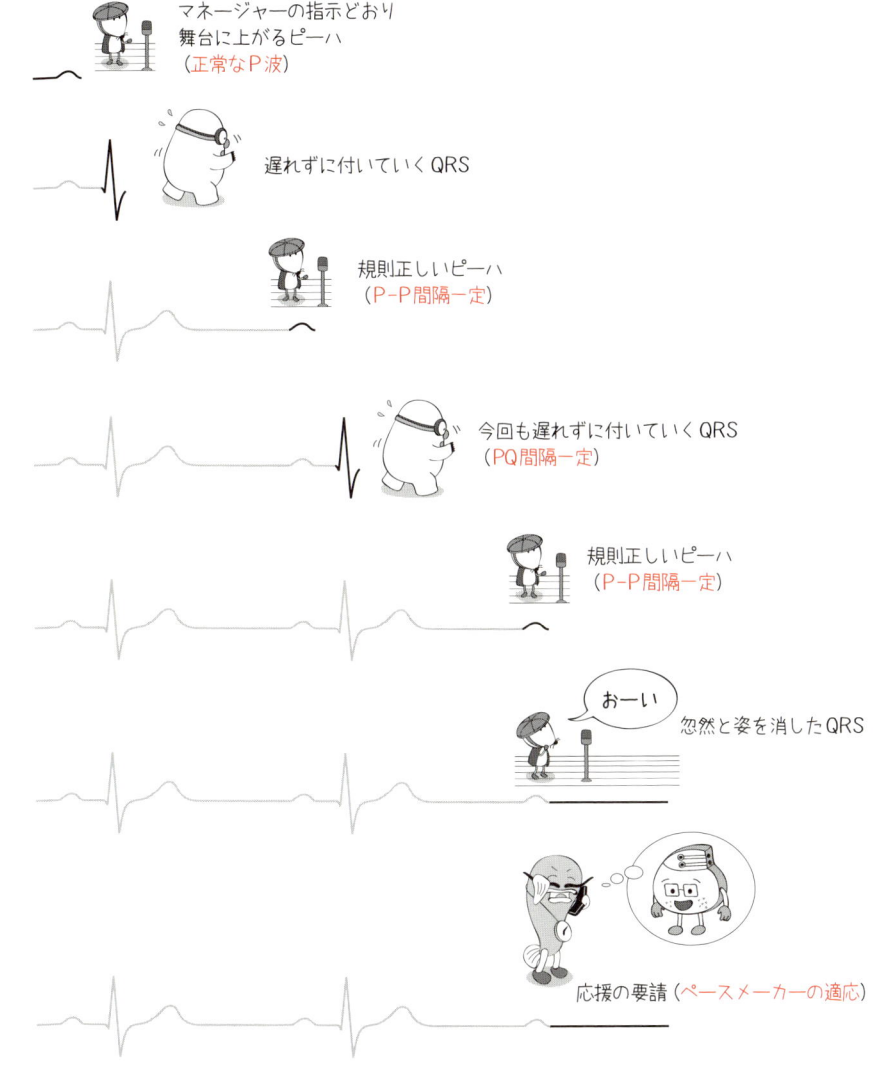

❻ Ⅲ度房室ブロック（完全房室ブロック）

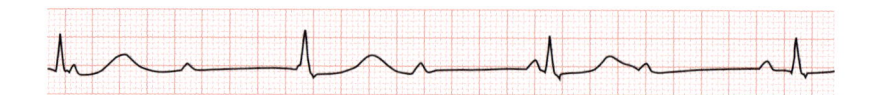

　Ⅲ度房室ブロックは心房からの刺激が心室へ全く伝わらずに、**心房と心室がそれぞれバラバラに収縮している状態**です。急性心筋梗塞などの虚血性心疾患を伴っていることが多く、ショックに陥る可能性も高く、緊急にペースメーカーが考慮されます。

　Ⅲ度房室ブロックでは、ピーハさんからQRSさんに「行こうぜ」という言葉をかけることもなく、勝手にバラバラにピーハさんとQRSさんが舞台に上がってしまいます（心房と心室が互いに関係なく収縮。P-P間隔一定、R-R間隔一定、ただしPR間隔は不規則）。
　これも漫才コンビとしては成り立っていませんので、コンビ解散の危機になります（致死的なもの）。そのため、監視役の学生が必要になるのです（ペースメーカー適応）。

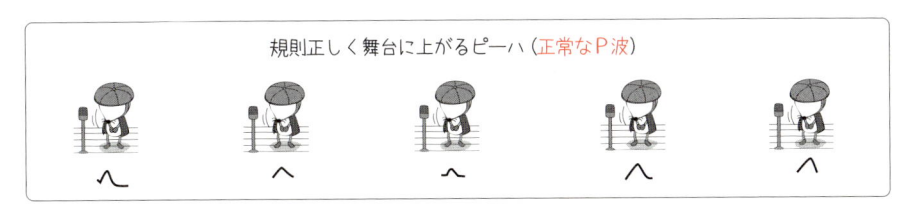

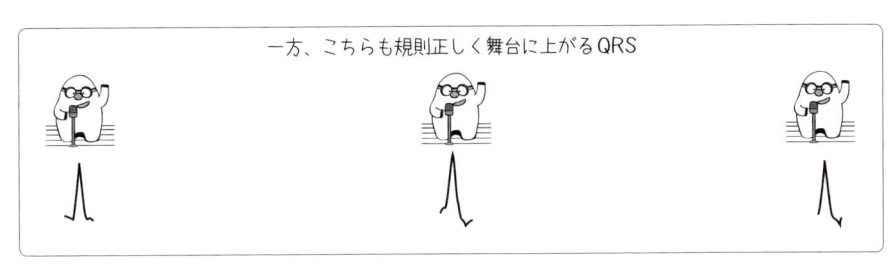

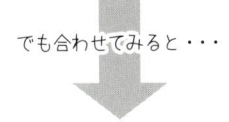

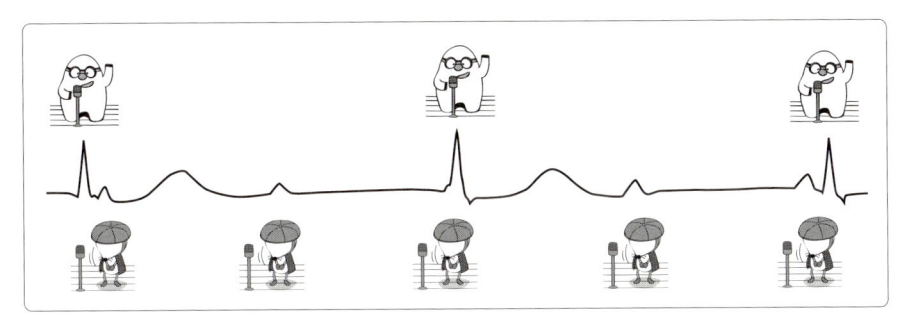

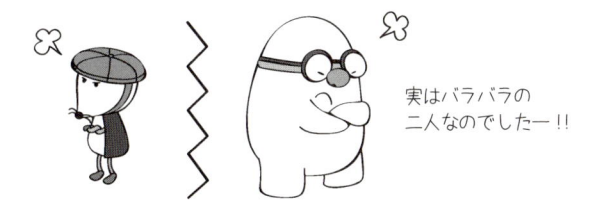

房室ブロック

規則正しく舞台に上がるピーハ（正常なP波）

一方、こちらも規則正しく舞台に上がるQRS

でも合わせてみると・・・

実はバラバラの二人なのでしたー!!

まとめ

♥【概念】 心房から心室への刺激伝導が障害（遅延もしくは途絶）されるものを房室ブロックという。伝導障害の程度により、Ⅰ度、Ⅱ度（Wenckebach型とMobitzⅡ型）、そしてⅢ度に分類される。

【Ⅰ度房室ブロック】

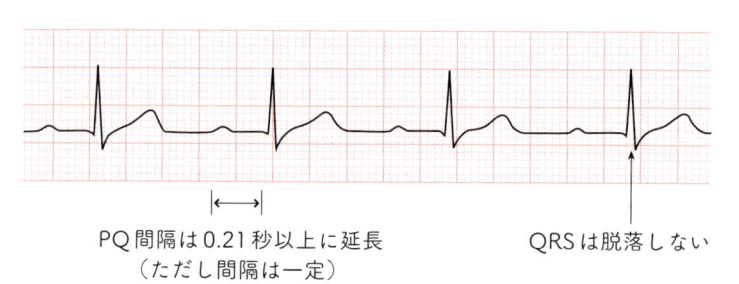

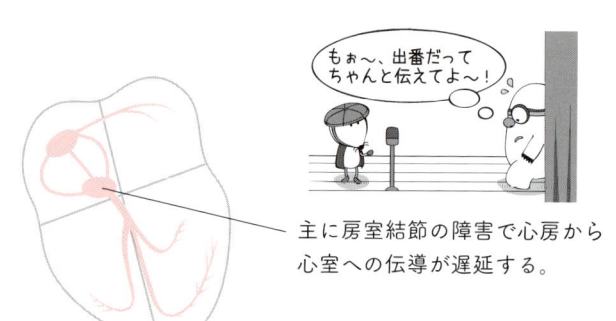

PQ間隔は0.21秒以上に延長
（ただし間隔は一定）

QRSは脱落しない

もぉ～、出番だってちゃんと伝えてよ～！

主に房室結節の障害で心房から心室への伝導が遅延する。

房室ブロック

- ♥【概念】 主に房室結節の障害で心房から心室への刺激伝導が遅延するもの。

- ♥【原因】 健常人にも起こりうる。迷走神経の過緊張などが原因となる。

- ♥【心電図】 PQ間隔の延長（ただし、PQ間隔は一定）。QRSは脱落しない。

- ♥【症状】 無症状のことが多い。

- ♥【対応】 症状がなければ経過観察。

解説 09

まとめ

【Ⅱ度房室ブロック（Wenckebach型）】

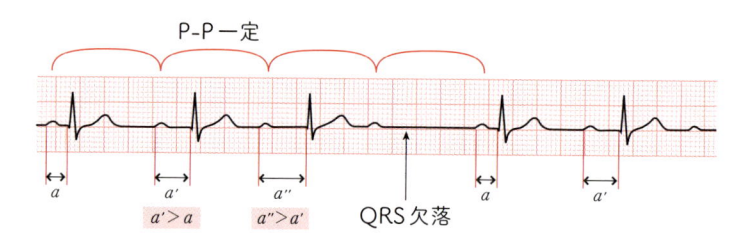

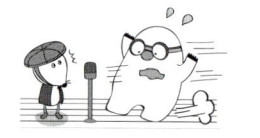

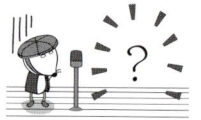

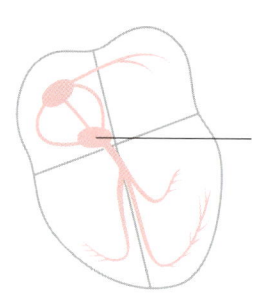

P-P 一定

a　a' 　a''　　QRS欠落　　a'

a'＞a　　a''＞a'

主に房室結節の障害のため心房から心室への伝導が遅延する。

142

- ♥【概念】 主に房室結節の障害で心房から心室への刺激が伝導しないことがあるもの。

- ♥【原因】 健常人にも起こりうる。迷走神経の過緊張などが原因となる。急性心筋梗塞などに起因することがある。

- ♥【心電図】 PQ間隔が徐々に延長し、QRSが脱落することを繰り返す。P-P間隔は一定。

- ♥【症状】 無症状のことが多い。

- ♥【対応】 症状がなければ経過観察。

解説 09

まとめ

【Ⅱ度房室ブロック（Mobitz Ⅱ型）】

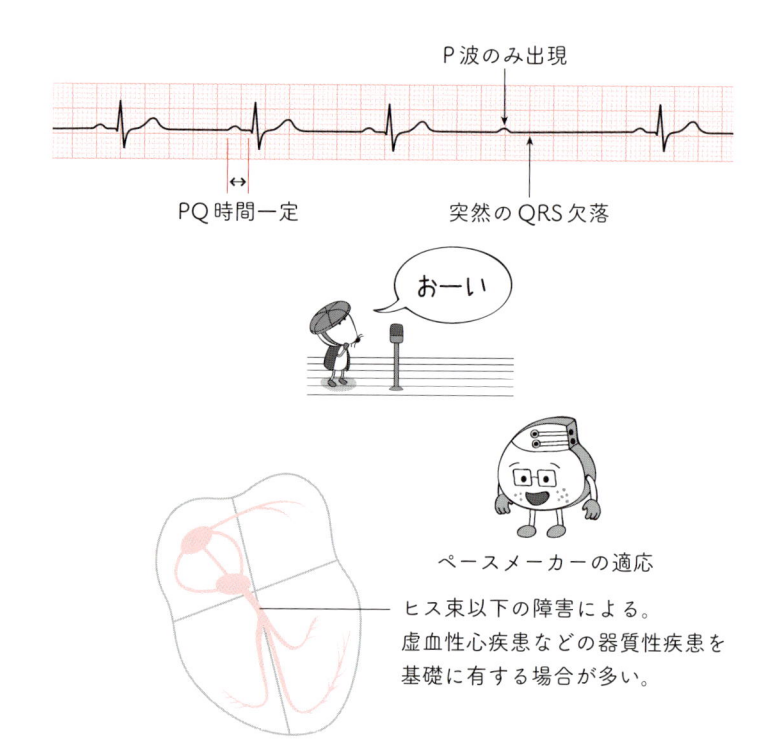

P波のみ出現

PQ時間一定

突然のQRS欠落

おーい

ペースメーカーの適応

ヒス束以下の障害による。
虚血性心疾患などの器質性疾患を
基礎に有する場合が多い。

- ♥ 【概念】 心房と心室への刺激伝導時間は一定で続くなか、突然伝導が途絶するもの。主にヒス束以下の障害による。より重篤な「高度房室ブロック」やⅢ度房室ブロックに移行する可能性がある危険な不整脈である。

- ♥ 【原因】 虚血性心疾患、心筋炎、心筋症などの器質性疾患。

- ♥ 【心電図】 PQ間隔は一定（正常もしくは延長）だが、突然P波の後のQRS波が脱落する。

- ♥ 【症状】 動悸など。自覚症状がないこともある。重篤例では低血圧、めまい、失神。

- ♥ 【対応】 ペースメーカーの適応。

✍ **高度房室ブロック**：MobitzⅡ型のより重症型を高度房室ブロックと言います。

解説 09

まとめ

【Ⅲ度房室ブロック(完全房室ブロック)】

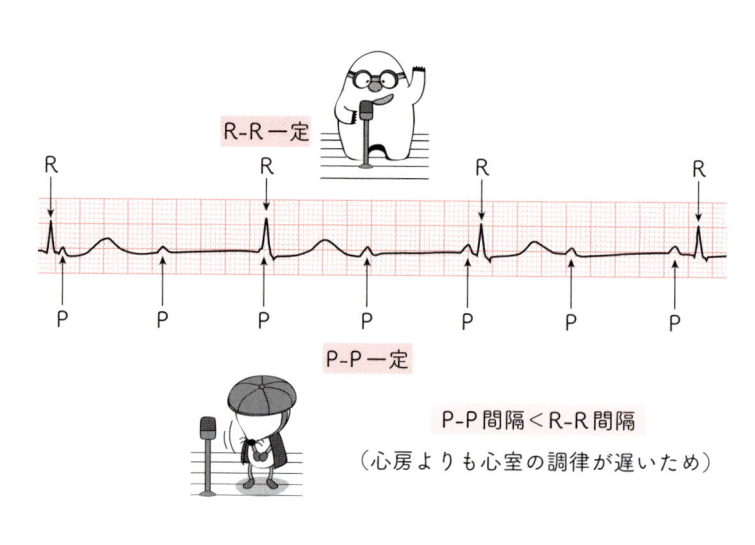

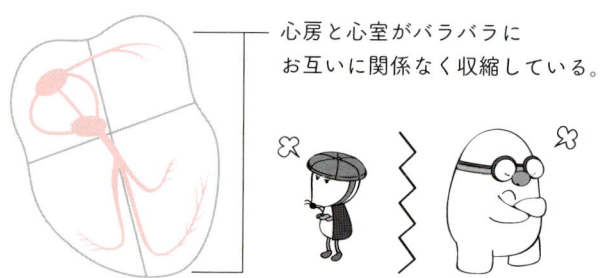

R-R一定

P-P一定

P-P間隔＜R-R間隔
（心房よりも心室の調律が遅いため）

心房と心室がバラバラに
お互いに関係なく収縮している。

房室ブロック

- ♥【概念】 心房と心室が全く異なるペースメーカーの支配を受けていて、それぞれが全くバラバラに収縮している。

- ♥【原因】 虚血性心疾患、心筋炎、心筋症などの器質性疾患。

- ♥【心電図】 P波とQRS波がそれぞれ全く独立した周期で出現する。P-P間隔一定、R-R間隔一定、PR間隔は不定。

- ♥【症状】 失神、ショック状態。

- ♥【対応】 ペースメーカーの適応。

解説 09

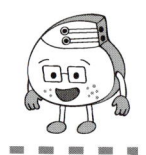

コラム

【永久ペースメーカー】

　ペースメーカーとは、人工的に心臓に電気刺激を与えることで、**徐脈性不整脈の治療**や心機能の改善などを行うものです。**設定した時間内に心臓で刺激が生じないとそれを感知して人工的に心臓を刺激する仕組み**になっています。心臓での刺激の発生の有無を感知する場所が、心房、心室のどちらなのか、または両方なのか、また、それにより人工的に電気刺激を与える場所が、心房、心室のどちらなのか、または両方なのかにより、さまざまな種類のペースメーカーが存在します。

　その種類を大きく分けると、本体に1本のリードが付き、心房または心室での刺激を感知し刺激するシングルチャンバーペースメーカーと、本体に2本のリードが付き、心房と心室の両方を感知し刺激するデュアルチャンバーペースメーカー（下図）に分けられます。

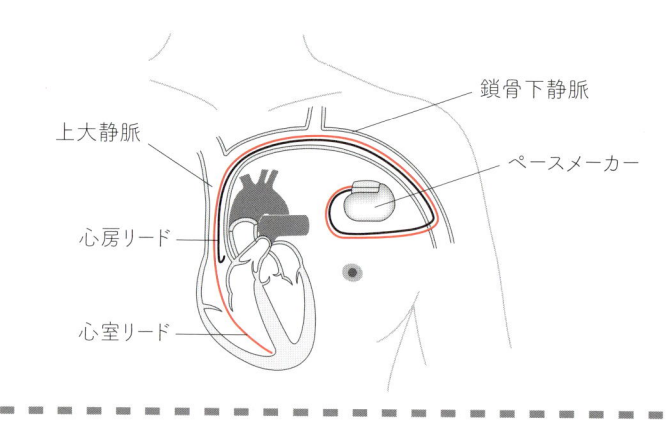

鎖骨下静脈
上大静脈
ペースメーカー
心房リード
心室リード

シーン 10

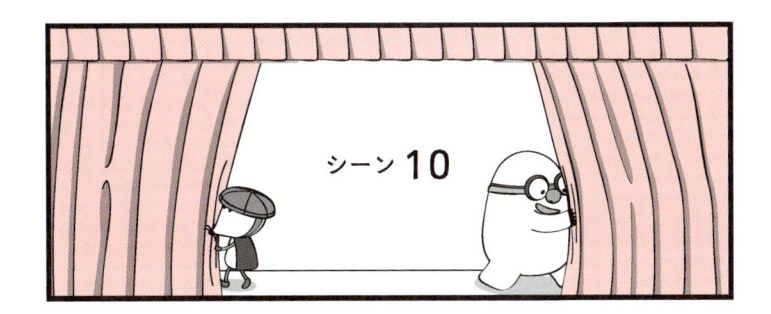

　実はザ・心電図のマネージャー(洞結節さん)は、2人目なんです。初代マネージャーは「ドウケツくん」と呼ばれる、これまた新人マネージャーでした。

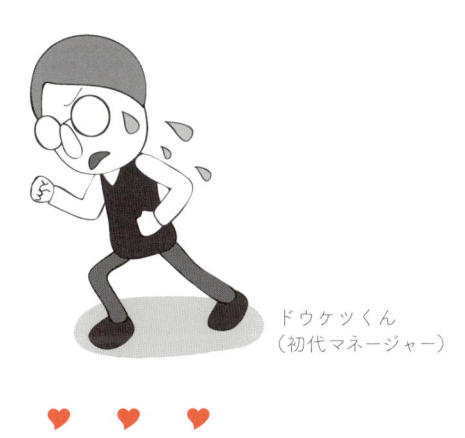

ドウケツくん
(初代マネージャー)

♥　♥　♥

　デビュー当時は、怠け者であったザ・心電図の二人。これに怠慢マネージャーが付いていたので、それはそれは大変なことでした。

シーン10-①

　怠慢マネージャーのドウケツくんのエピソードをいくつか紹介します。
　その日は一日3公演で、それまではきちんと呼びに来ていたのに、夜の公演で突然どこかへ行ってしまい、呼びに来なかったりすることがありました。
　それでも、自分たちで判断して出演すればいいものを、怠け者のザ・心電図はそのまま舞台に上がらず、舞台に穴をあけてしまいました。

シーン10-②

　あるときは、楽屋の場所を間違えて呼びに行ってしまったこともありました。当然そこにはだれもいなくてうまく伝わらず、結果、ザ・心電図は舞台に上がれませんでした。
　そのあとの公演ではなんとか楽屋の場所がわかり、ドウケツくんはきちんと二人を呼びに来ることができました。

　抜けているところが多くてダメダメなマネージャー（ドウケツくん）ですが、それでいて、なぜか短気な性格でした。キレたいのはこっちの方ですが……。

シーン 10-③

　不安いっぱいで、震えたり、貧乏ゆすりを始めてしまいダメになってしまった「しんぼう」を見て、「こんなコンビは公演回数を減らします！」とキレたこともありました。

　こんなことが多く続いてきたある日、これでは新宿しんぞう劇場のほうにも悪影響があると判断され、ドウケツくんは解雇になりました。

　その代わり、事務所（本社）は学生のペースメーカーくんを24時間監視につけました。そう、房室ブロックのときに現れた、あのペースメーカーくんです。

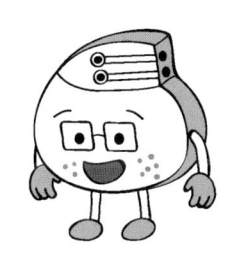

① ある日の新宿しんぞう劇場の楽屋

くつろぐ二人。

QRS 「あれ？　そろそろ次の舞台の時間じゃない、しんぼう？」

ピーハ 「そう？　でも、来ないじゃん、ドウケツくん」

QRS 「そうだね、おかしいな。舞台なくなったのかな？」

ピーハ 「呼びに来ないんだから、いいんじゃない？　このまま楽屋にいようぜ」

QRS 「そうだね」

なんとドウケツくんは楽屋裏でうたた寝をしていたようです。その後はきちんと規則正しく呼びに来るようにはなりました。

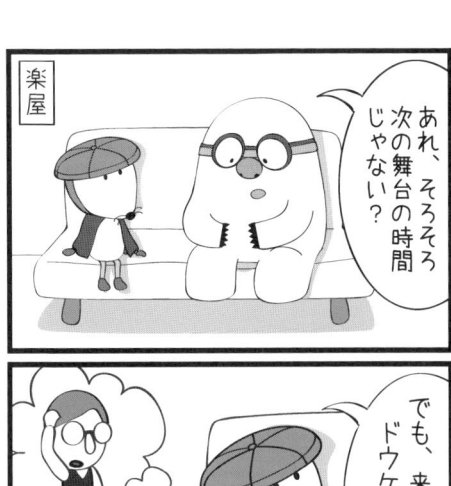

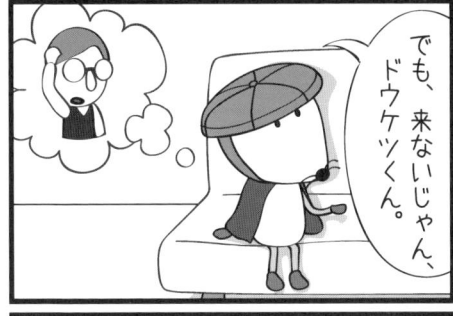

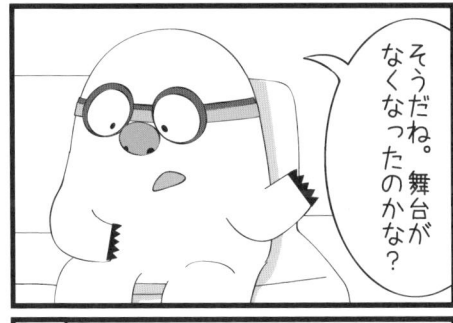

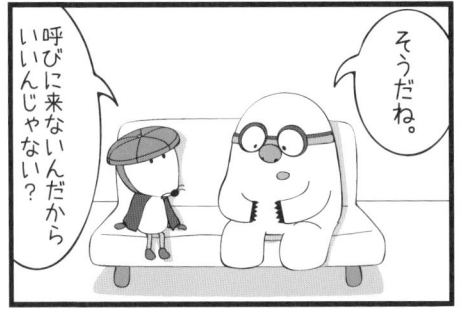

② ある日の新宿しんぞう劇場の廊下

廊下を汗流しながら走るドウケツくん。
いろいろな部屋のドアを開けるドウケツくん。
ドアを開けて、

ドウケツ　「行きますよ。ザ・心電図さん!!!」

困惑するドウケツくん。

ドウケツ　「あれ〜？　誰もいない。ここも違う部屋だ。どこだったっけな、ザ・心電図の部屋は？？？」

その頃、ザ・心電図の楽屋。
くつろぐ二人。

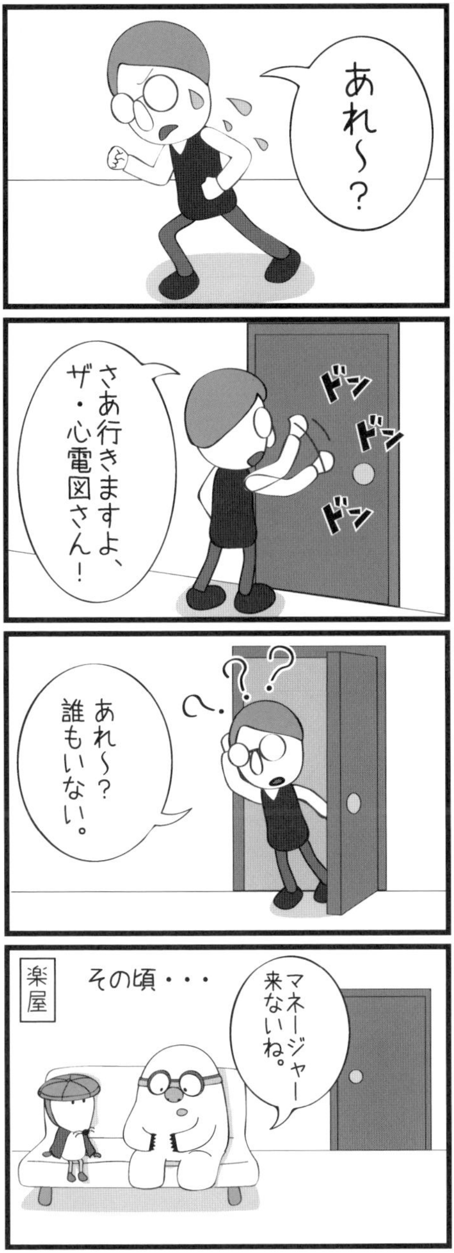
あれ～？
さあ行きますよ、
ザ・心電図さん！
ドン
ドン
ドン
あれ～？
誰もいない。
楽屋
その頃・・・
マネージャー
来ないね。

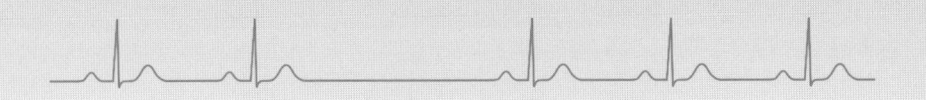

③ また、ある日の新宿しんぞう劇場の楽屋

楽屋で震えるピーハ。その脇で心配そうなQRSと、うんざりしているドウケツくん。

QRS 「しんぼう、大丈夫か？ 舞台、出られそうか？」

ドウケツ 「こんな状況では無理ですよ!!! こんなことが続いている芸人なんて売れるわけがないじゃないですか！ 公演回数を減らします！」

QRS 「えっ???」

楽屋で事務所（本社）の人と話す二人。

事務所の人 「こんな状況じゃあ成り立たないから、ドウケツには辞めてもらおうと思うんだ。代わりのマネージャーが来るまで、ECGの学生なんだけど、優秀なやつを今度連れてくるよ」

数日後。

ペース 「はじめまして。ペースメーカーと言います。よろしくお願いします」

元気に挨拶するペースメーカーの前でビシッとする二人。

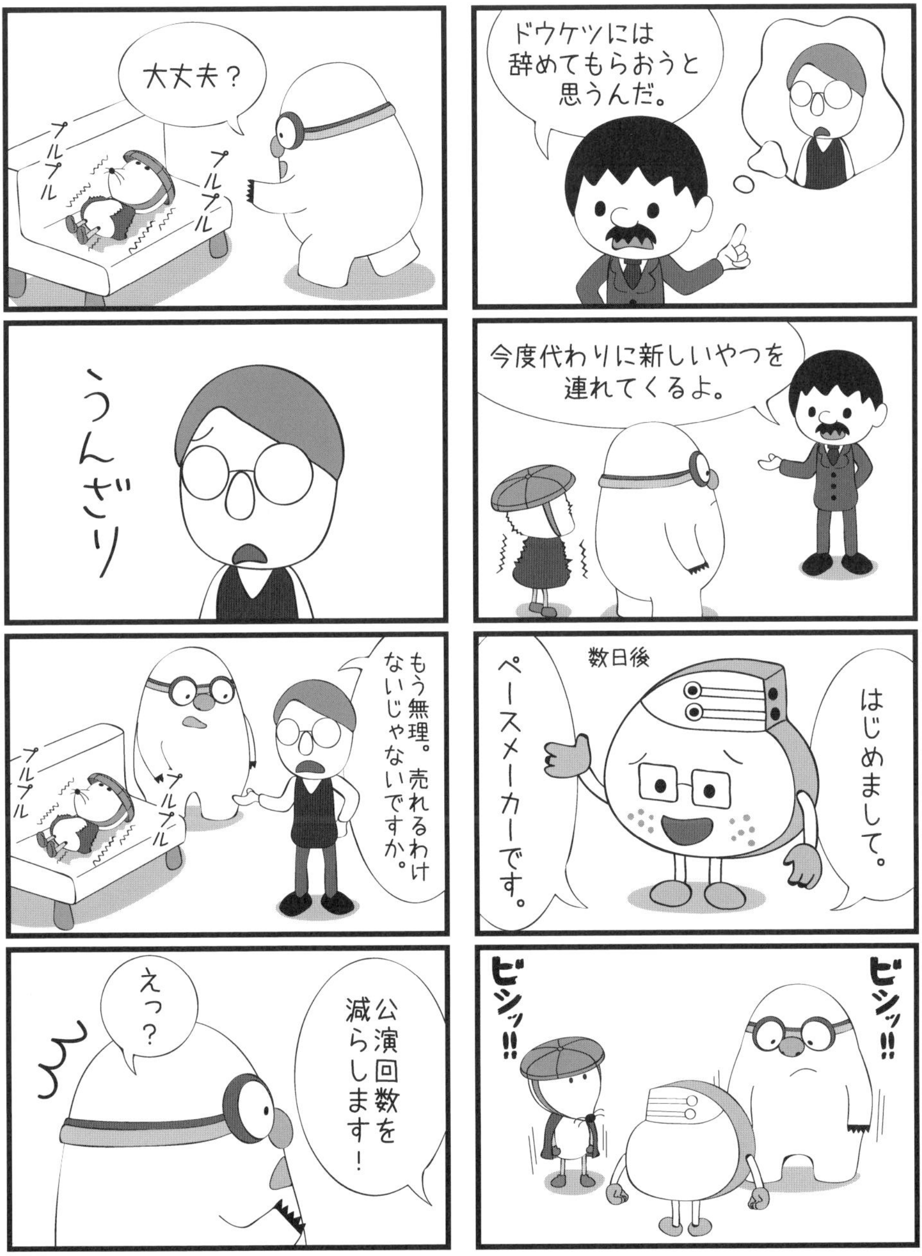
ドウケツには
辞めてもらおうと
思うんだ。
今度代わりに新しいやつを
連れてくるよ。
数日後
はじめまして。
ペースメーカーです。
ビシッ!!
ビシッ!!
大丈夫？
プルプル
プルプル
うんざり
もう無理。売れるわけないじゃないですか。
プルプル
プルプル
えっ？
公演回数を減らします！

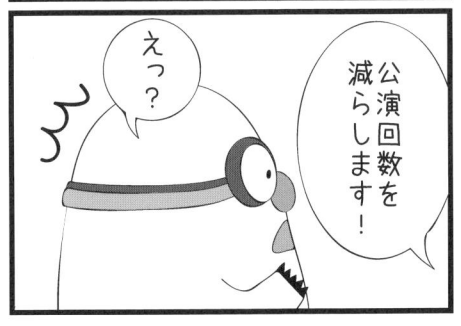

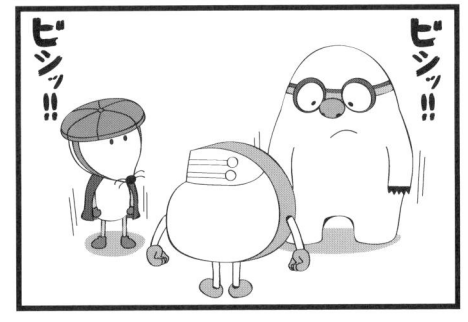

解説 10 洞不全症候群

❶ 洞不全症候群とは

洞不全症候群とは、本来のペースメーカーである**洞結節の機能障害、あるいは洞結節と周囲組織との伝導障害によって起こる不整脈**です。その発症機序の違いから、洞性徐脈、洞停止、洞房ブロック、徐脈頻脈症候群に分類されます。

症状もその種類により違いがあり、症状のあまりないものから、めまい、狭心痛、失神を繰り返し起こすものまであります。

治療は無症状の場合は必要ありませんが、血圧低下や意識消失、けいれん発作などがある場合は薬剤投与を行い、永続的に発作が続くときはペースメーカーの適応が考慮されます。

❷ 心電図の特徴

洞性徐脈は、洞結節からの興奮発生回数が減少して、洞調律の徐脈（心拍数50回/分以下）となります（p.30参照）。

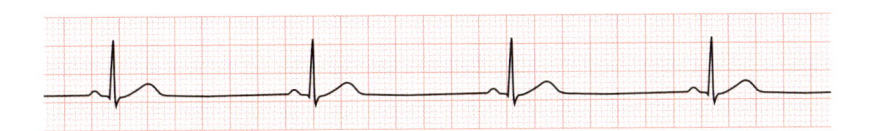

洞停止は、洞結節の自動能が一時的に停止し、心拍が一過性に3秒以上停止するものです。P波とQRS波が3秒以上出現しなくなります。洞結節の回復は一定しないため、P波の脱落した部分のP-P間隔は整数倍にはなりません。

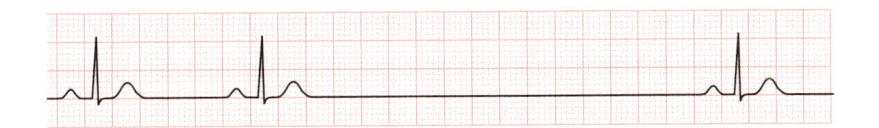

洞房ブロックは、洞結節で発生した興奮が心房に伝わらずに時々心拍が抜け落ちるものです。心電図ではP波とQRS波が時々脱落します。そして、脱落前後のP-P間隔は本来の整数倍になっているという特徴から、上述の洞停止と区別されます。

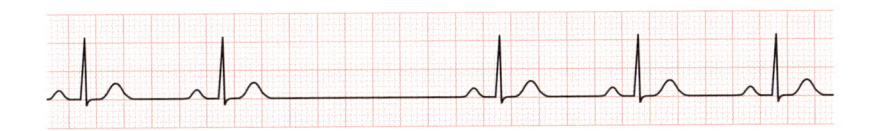

解説 10

　発作性心房細動や発作性上室頻拍などの頻脈性不整脈が自然停止した直後は徐脈となる場合があります。これらの頻脈では洞結節以外の場所で興奮が多発しているため、洞結節では興奮が発生しなくなっています（本来持っている自動能が抑制されています）。頻脈が止まった直後は、抑制されていた洞結節はすぐには回復しないため、頻脈と徐脈が混在します。これを**徐脈頻脈症候群**と言います。心電図では、頻脈性不整脈に引き続き徐脈が現れます。

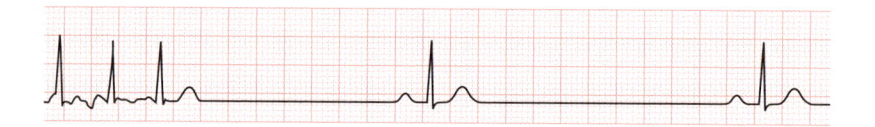

❸ お笑い芸人にたとえると……

　洞停止では、マネージャー（ドウケツくん）が、ザ・心電図（しんぼう、しんしつ）のところにやってきません。そのため、ピーハさんもQRSさんも舞台には出ませんでした。マネージャーはしばらくやって来ませんでした（P波とQRS波が3秒以上出現しなくなる）。

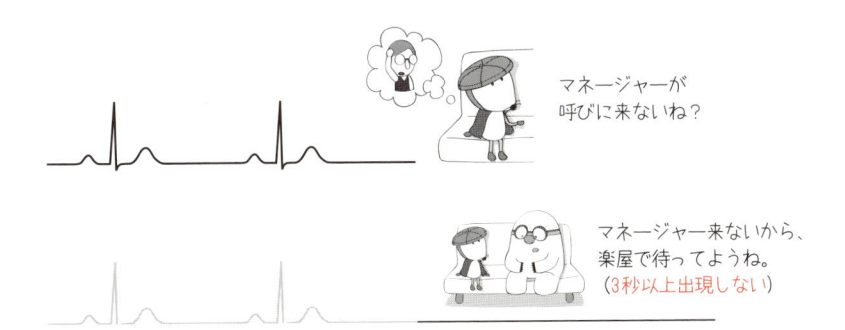

洞不全症候群

マネージャーが
呼びに来ないね？

マネージャー来ないから、
楽屋で待ってようね。
（3秒以上出現しない）

洞房ブロックでは、マネージャー（ドウケツくん）は何とか出番を伝えようとしますが、違う部屋に行ってしまってうまく伝わりません。出番を伝えることができなくて、結局、二人は舞台に上がりません。マネージャーのやる気はあるので、その後の公演はきちんと呼びにきていました（P波とQRS波が突然脱落。脱落前後のP-P間隔は本来の整数倍）。

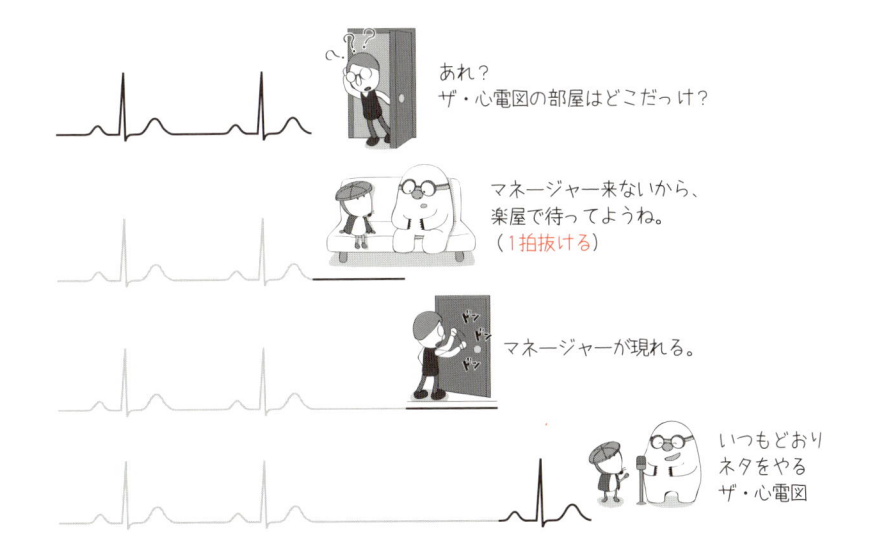

あれ？
ザ・心電図の部屋はどこだっけ？

マネージャー来ないから、
楽屋で待ってようね。
（1拍抜ける）

マネージャーが現れる。

いつもどおり
ネタをやる
ザ・心電図

161

解説 10

　徐脈頻脈症候群では、震えるピーハさん（心房細動）を見て、うんざりしたマネージャー（ドウケツくん）はいなくなってしまいます。頻脈から徐脈になっています。

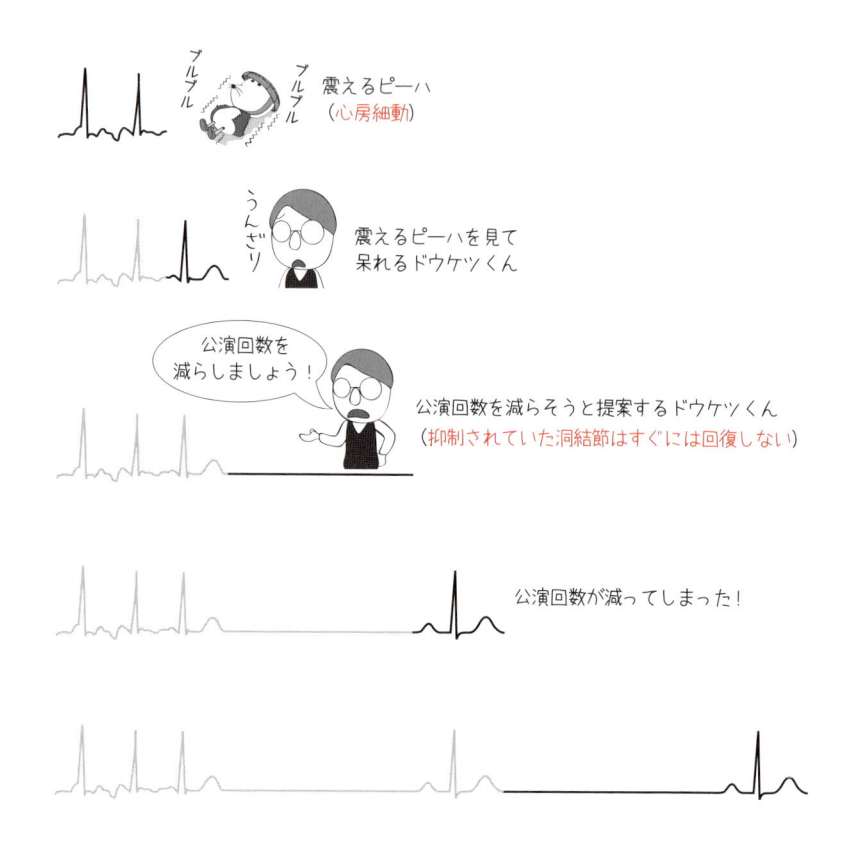

震えるピーハ
（心房細動）

震えるピーハを見て
呆れるドウケツくん

公演回数を減らしましょう！

公演回数を減らそうと提案するドウケツくん
（抑制されていた洞結節はすぐには回復しない）

公演回数が減ってしまった！

まとめ

【洞不全症候群（SSS）】 sick sinus syndrome

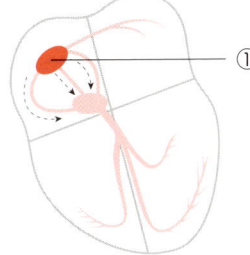

① 洞停止
洞結節の自動能の低下で数秒間心拍が停止する。

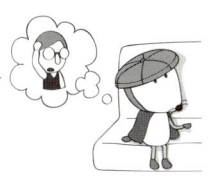

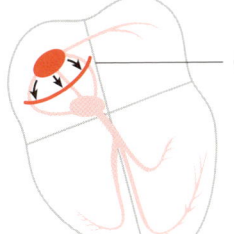

② 洞房ブロック
洞結節から心房への伝導障害。洞結節は興奮しているが、心房へは刺激が伝導しない。

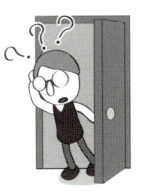

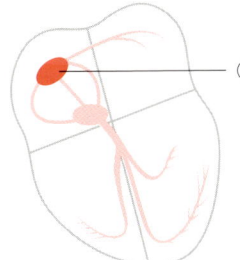

③ 徐脈頻脈症候群
心房細動などの頻脈のあと洞結節はすぐには興奮できない。

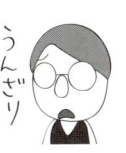

♥【概念】 洞結節の刺激産生の異常や、洞結節とその周囲組織との伝導障害で徐脈になるもの。

解説 10

まとめ

♥【分類】 発症機序の違いからⅠ型（洞性徐脈）、Ⅱ型（洞停止、洞房ブロック）、Ⅲ型（徐脈頻脈症候群）に分類される。

♥【原因】 加齢が最も多い。そのほか虚血性心疾患、高血圧性疾患、先天性心疾患、心筋症などがある。

♥【心電図】
① Ⅰ型
・**持続性洞性徐脈**（50回/分以下）。P-QRS-T群の形に異常は認めない（p.30参照）。
② Ⅱ型
・**洞停止**：P波とQRS波が脱落し、3秒以上出現しない。延長したP-P間隔と元のP-P間隔は整数倍にはならない。
・**洞房ブロック**：P波とQRS波が脱落する。延長したP-P間隔と元のP-P間隔は整数倍である。
③ Ⅲ型
・**徐脈頻脈症候群**：発作性心房細動や発作性上室頻拍が停止した直後に徐脈となる。

洞不全症候群

洞停止

元のR-Rの整数倍の長さにならない

3秒以上

洞房ブロック

元のR-Rの整数倍の長さになる

徐脈頻脈症候群

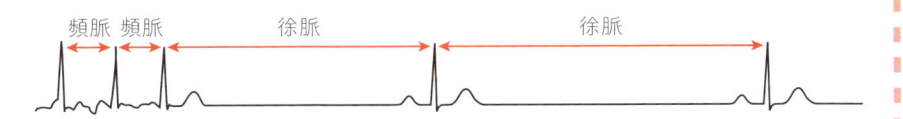

頻脈 頻脈　　徐脈　　　　　徐脈

♥【症状】 徐脈が著明になると脳虚血症状（めまい、けいれん、失神など）を呈する。

♥【対応】 脳虚血症状がある場合はペースメーカーの適応となる。

コラム

【補充調律】

　洞結節から心房、心室へ伝わる刺激伝導が途中で途切れてしまった場合（ブロック）、どんなことが起こるのでしょうか。ペースメーカーであった洞結節から「収縮しろ」との命令が来なくなるので、他の部分の心筋はその「**自動能**」のため、勝手気ままに収縮し始めようとします。自動能のところで説明したとおり（p.14）、房室結節では1分間に40〜60回/分、心室（筋）では40回/分程度で収縮し始めようとするのです。しかし、実際には、一番早い自動能を持つ部位が新たなペースメーカーとなり、その部位の刺激が周囲の心筋に伝わり収縮し、それが心拍数となります。

　すなわち、房室結節が新しいペースメーカーになれば40〜60回/分、心室がなれば40回/分程度が心拍数になるのです。このように、刺激伝導系の途中で伝達が遮断されたときに、自動能の最も早い部位が新しいペースメーカーとなり心室が拍動し始めることを**補充調律**と言います。

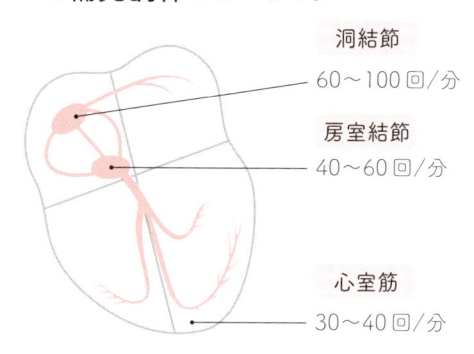

洞結節
60〜100回/分

房室結節
40〜60回/分

心室筋
30〜40回/分

シーン11

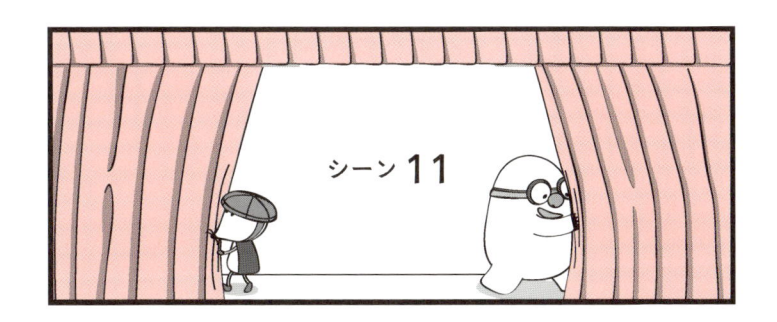

　ある日、事務所（本社）の人がアメリカ人のピン芸人ケントを一緒に使ってくれと言ってきました。もともとコンビでやってきたザ・心電図の二人は戸惑います。

　でも、二人の戸惑いなどお構いなしに、ケントはやってきました。

　では、ネタを見てみるかと、早速やってもらいます。

　ケントの持ちネタは、手を三角形にして「デルタ！　デルタ！」と言うつまらないものでした。

　しかし、事務所はケントをピーハさんとあなた（QRSさん）の間にと、立ち位置まで指定してきました。

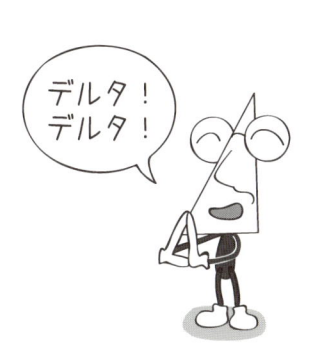

デルタ！デルタ！

　事務所に逆らってはいけないと、とりあえず三人で舞台に出

シーン11

ることにしました。

　ピーハさんが最初に舞台に出て、そのあとケント。そしてあなた（QRSさん）。
　舞台に上がり、手を三角形にして「デルタ！　デルタ！」

　観客の反応は、ケントの存在に戸惑いながらも、ザ・心電図が出てきたのでまずまず沸きました。

　しかし、あなたは調子が狂って、その後のネタはダメダメ状態。
　ピーハさんも何とかやっていましたが、違和感がありありでした。

　あなたとピーハさんは、ケントが入ったことにより、二人のコンビは良いコンビであると改めて感じることになったようです。

　結果、良かったのかな？？？

scenario 11 新宿しんぞう劇場の楽屋

新宿しんぞう劇場の楽屋に、事務所の人と共に現れる外国人。

外人　　「コ・ン・ニ・チ・ハ。My name is ケント」

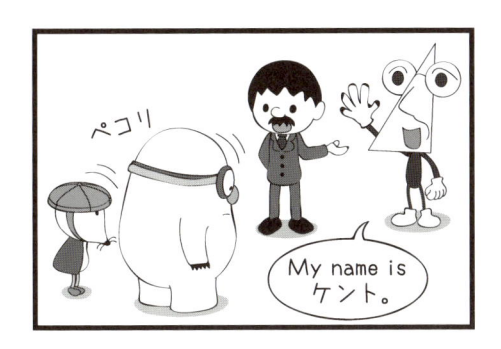

妙にテンションの高い外人。
手を三角にしてなにやらわめく。

外人　　「デルタ！　デルタ！」

戸惑うザ・心電図の二人。
脇にいた事務所の人が申し訳なさそうに話す。

事務所の人　「なんか、事務所のお偉いさんの親戚らしい。このピン芸人」
ピーハ　　「え！　こいつ、芸人なんすか？」

解説 11

解説 11
WPW症候群

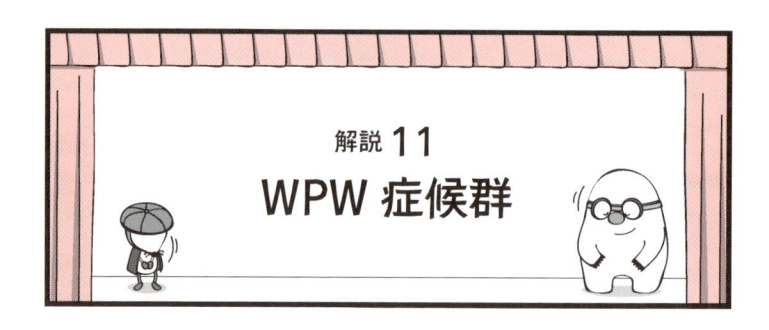

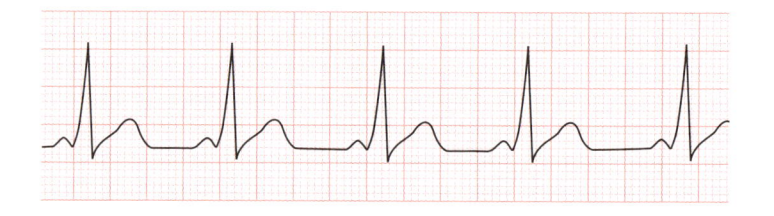

❶ WPW症候群とは

　WPW症候群とは、正常の刺激伝導路以外に心房と心室を直接結ぶ**Kent束（副伝導路）**が存在し、そのKent束を介して**心室の早期興奮が生じる**病態のことです。

　WPW症候群は、**先天性**であることがほとんどで、症状もほとんどの場合、なにもありません。しかし、心房と心室を直接結ぶKent束（副伝導路）が存在するため、頻拍発作を起こすことがあります（発作性上室頻拍や発作性心房細動）。ひとたび頻拍発作を起こすと、動悸やめまい、失神を起こすこともあります。

　✎ WPWは欧米の循環器病学者であるWolff博士、Parkinson博士、White博士の頭文字から取ったものです。

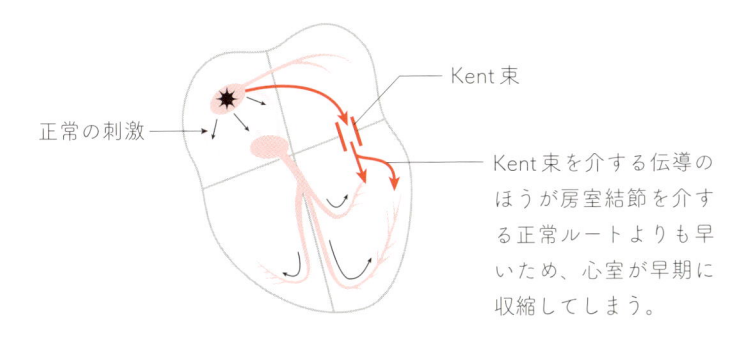

症状のないときは経過観察のみでかまいませんが、頻拍発作のあるときは迷走神経刺激や薬物治療が必要です。

❷ WPW 症候群の心電図

心電図は、洞結節から出た刺激はKent束を介して素早く心室に伝わるため、**PQ間隔が短縮**し、QRS波の早めの立ち上がりを反映して、**QRS波は幅広く**、**デルタ波**が認められます。

❸ お笑い芸人にたとえると……

（デルタのギャグを持つ）ケントが現れ、ピーハとあなた（QRSさん）の間に入ります（デルタ波の出現）。

それにより調子が狂ったあなたは、いつものネタがうまくできません（幅広いQRS波）。

> Kent束は上図のように左心房と左心室を結ぶA型と、右心房と右心室を結ぶB型があります。それぞれの型によって心電図の波形は異なりますが、本章ではA型について解説します。

解説 11

　さんざんなあなた。でも、ピーハさんもケントが入って違和感があるようです。
　しんぼうとしんしつ、二人のザ・心電図のコンビの良さをより感じて、一層親密になった二人でした（PQ間隔の短縮）。

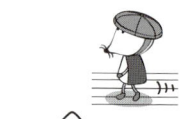

いつもどおり舞台に上がるピーハ

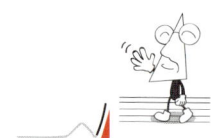

ピーハのすぐ後にケントが現れる
（デルタ波の出現）

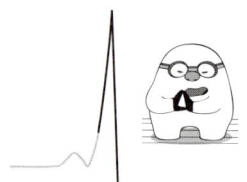

調子が狂ったQRSはグダグダ
　（幅広いQRS）

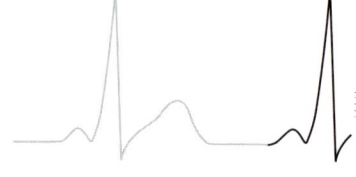

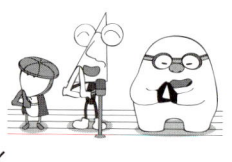

頻拍発作が起きなければ
三人は何とかやっていける

WPW 症候群

まとめ

【WPW症候群】 Wolff-Parkinson-White syndrome

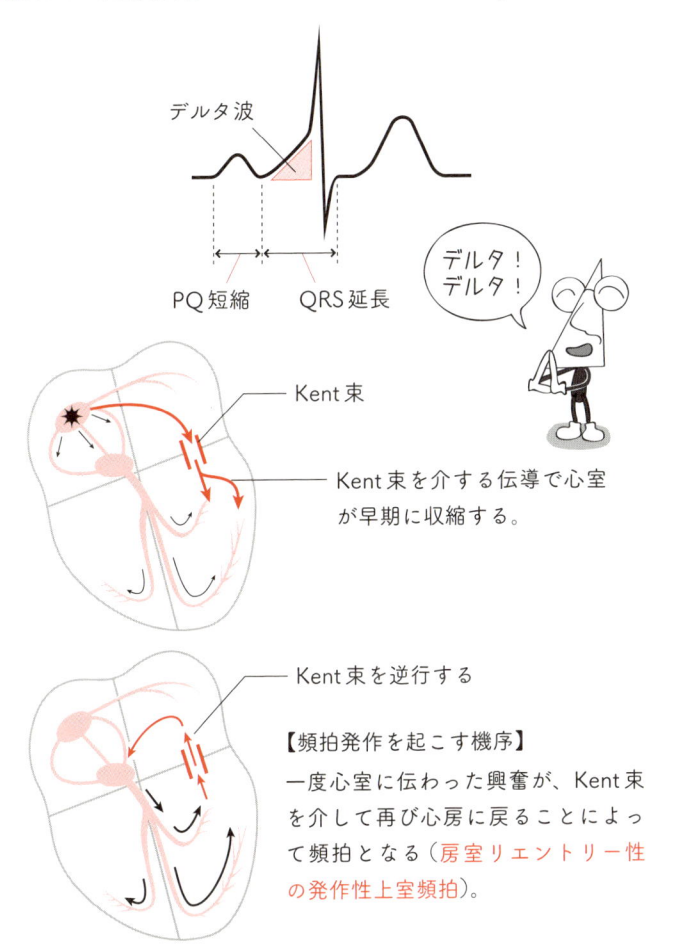

デルタ波
PQ短縮　QRS延長

デルタ！デルタ！

Kent束

Kent束を介する伝導で心室が早期に収縮する。

Kent束を逆行する

【頻拍発作を起こす機序】
一度心室に伝わった興奮が、Kent束を介して再び心房に戻ることによって頻拍となる（房室リエントリー性の発作性上室頻拍）。

♥【概念】 正常の刺激伝導路以外に房室結節をバイパスした副伝導路（Kent束）により、心室が早期に興奮するもの。

♥【原因】 先天性。

♥【心電図】
① PQ間隔の短縮（0.12秒以内。正常は0.12〜0.20秒）
② 幅広いQRS波（0.12秒以上。正常は0.10秒以内）
③ デルタ波

♥【発作】 心房→ヒス束→心室→逆行性Kent束→心房という回路によって、発作性上室頻拍（PSVT、p.108参照）を呈したり、発作性心房細動（PAF）を呈することがある。

♥【症状】
① 非発作時は無症状。
② 発作（発作性上室頻拍、発作性心房細動）が生じた場合は、突然の動悸、胸内苦悶感、血圧低下、失神を呈する。

♥【対応】 非発作時は経過観察。発作時は迷走神経刺激、抗不整脈薬の投与。発作の予防にカテーテルアブレーション（p.116参照）によって原因となっているKent束を切離する。

シーン12

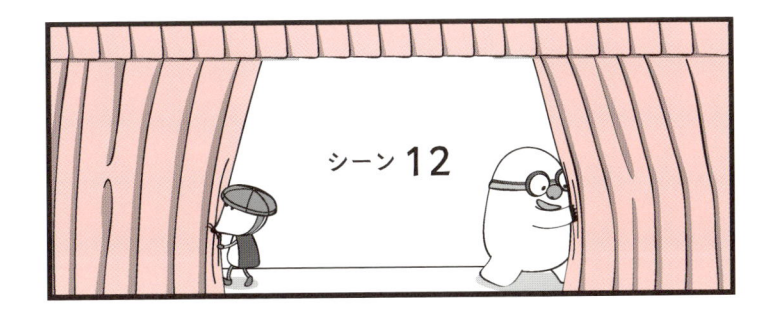

　今日は、芸歴18年のベテラントリオ芸人「**ドーキドキ倶楽部**」の話をしましょう。ドーキドキ倶楽部は、**うっ君、前さん、後さく**の三人組です。

　前さんと後さくは、実は二人でコンビも組んでいます。その名前は、「チーム左脚」。そのため、ドーキドキ倶楽部のことを、うっ君とチーム左脚で構成されていると言う人もいます。

　この三人には、やればお客さんが必ず笑う、鉄板ギャグがあります。
　舞台に上がり、音声さんの合図で、三人が同時に親指を突き立てて（サムズアップ）両手を伸ばし、観客に向けて「うー！」と言う一発芸です。冷静に考えると何が面白いのかわかりませんが、三人の息が合い、きれいに決まるとドカンと観客に笑いの渦が起こるのです。しかし、一人でも欠けてしまうと……。

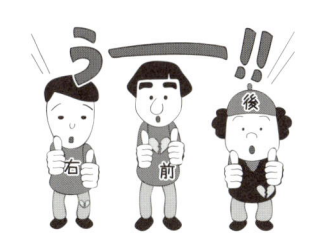

ドーキドキ倶楽部
（左からうっ君、
前さん、後さく）

シーン12

♥ ♥ ♥

　どうやら、今日はうっ君の調子が悪いみたいですね。

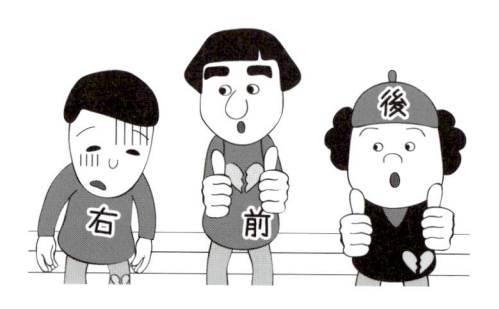

　この前はチーム左脚（前さんと後さく）の調子が悪かったのですが……。

　なかなかうまくはいきませんね。でも、トリオの良いところは調子が悪い人がいたら、そのほかの人がフォローできるということです。頼もしいですね。

　しかし、三人の調子が悪いときはめったにないのですが、そんなときは緊急の助けが必要になります。

　今日のうっ君、大丈夫でしょうか？　チーム左脚はうまくフォローできているのでしょうか？

そうそう、余談ですが音声さんの名前は「ドウケツくん」と言います。え？　どこかで聞いたことがある？

　そうです。以前、ザ・心電図のマネージャーだったあのドウケツくんです。

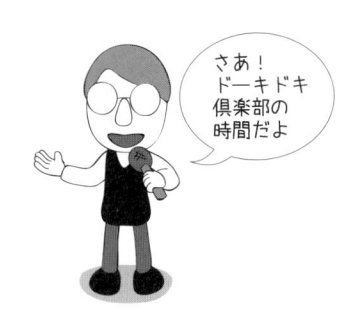

> さあ！
> ドーキドキ
> 倶楽部の
> 時間だよ

　どうやら会社に見切られて音声さんになったみたいですよ。最初は落ち込んでいましたが、今はドーキドキ倶楽部のギャグの指示を出せてとても楽しそうにしています。

12 ① 新宿しんぞう劇場の舞台上

　　　　テンション高く舞台に上がるドーキドキ倶楽部の三人。
　　　　中央に三人揃う。音声さん（ドウケツくん）から一言。

音声　　「さあ！　ドーキドキ倶楽部の時間だよ!!!」

　　　　三人、手を同時に観客の方に向けて、

三人　　「うー!!!」

　　　　観客席、大いに沸く。

　　　　またある日。舞台に上がるドーキドキ倶楽部の三人。
　　　　うつ君だけがなぜかテンション低い。
　　　　中央に三人揃う。音声さん（ドウケツくん）から一言。

音声　　「さあ！　ドーキドキ倶楽部の時間だよ!!!」

　　　　うつ君以外の二人だけ、手を同時に観客の方に向けて、

前、後　「うー!!!」
うつ君　「……」

　　　　観客席、まばらな笑い。

前、後　「???」

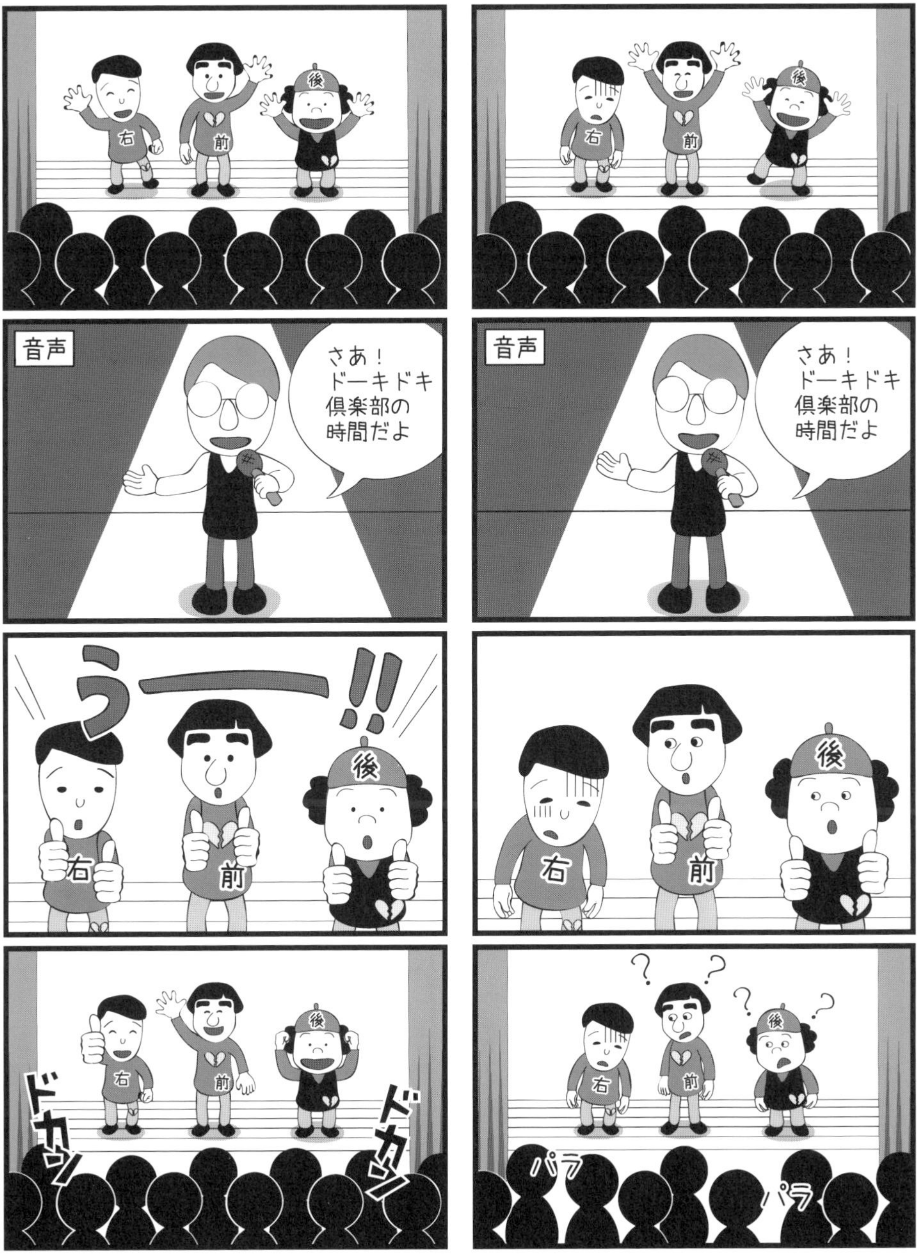
音声
さあ！
ドーキドキ
倶楽部の
時間だよ
パラ
パラ
音声
さあ！
ドーキドキ
倶楽部の
時間だよ
うーー!!
ドカッ
ドカッ

③ また、ある日の新宿しんぞう劇場の舞台上

またある日。舞台に上がるドーキドキ倶楽部の三人。
なぜか、全員テンションが低い。
中央に三人揃う。音声さん（ドウケツくん）から一言。

音声　「さあ！　ドーキドキ倶楽部の時間だよ!!!」

三人とも無反応。

音声さんからもう一言。

音声　「もう一回いってみましょう。さあ！　ドーキドキ倶楽部の時間だよ!!!」

今度は、ついに三人、無反応。
焦る音声さん。
慌てて支配人のAEDさんを呼んでくる。

音声　「まずいです、支配人。ドーキドキ倶楽部の三人が、全く……」

しかし、支配人では対応できず、とにかく人をよこしてほしいと慌てて事務所（本社）に連絡する劇場係員。

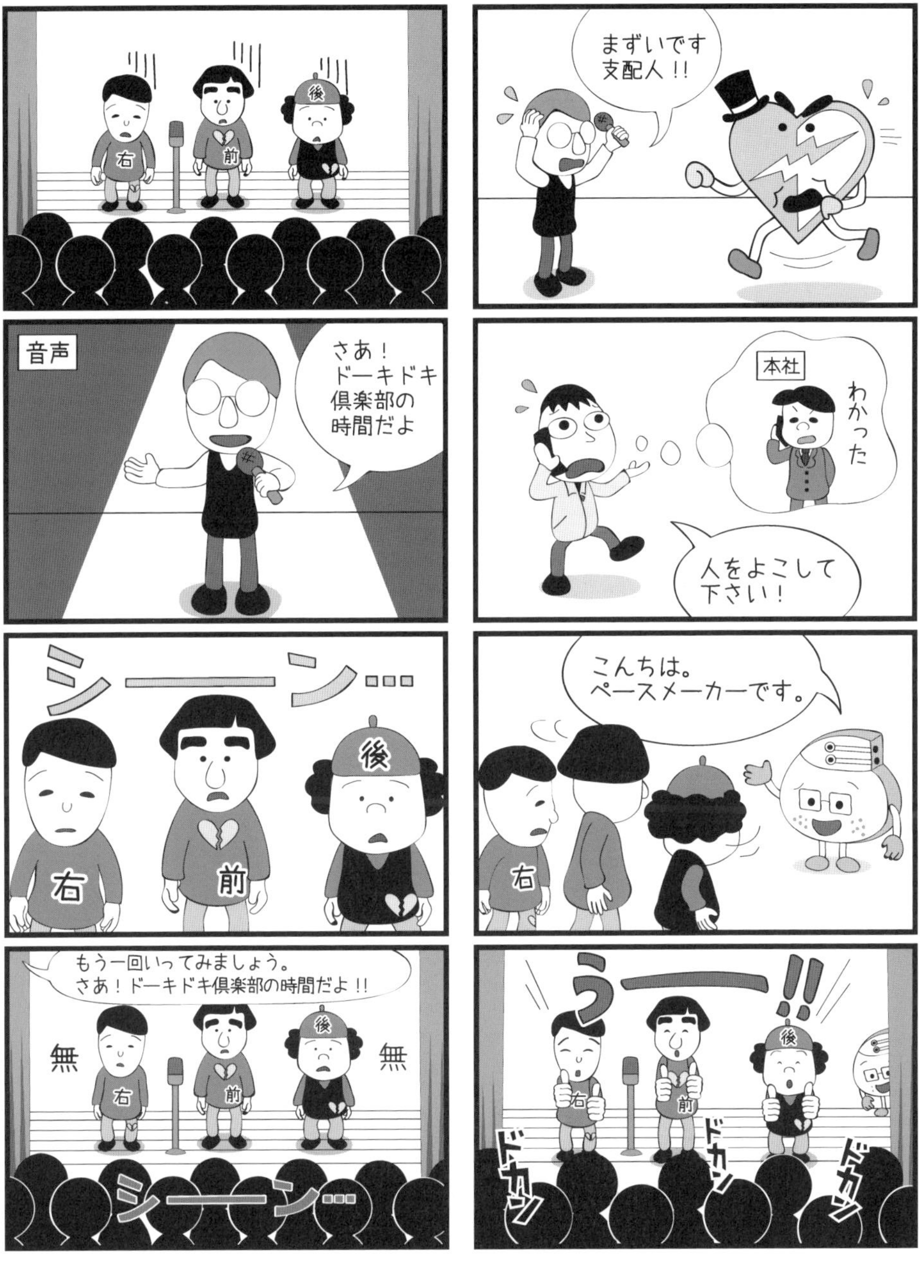
右
前
後
音声
さあ！
ドーキドキ
倶楽部の
時間だよ
シーーーン…
もう一回いってみましょう。
さあ！ドーキドキ倶楽部の時間だよ !!
無
無
シーーーン…
まずいです
支配人 !!
本社
わかった
人をよこして
下さい！
こんちは。
ペースメーカーです。
うーー!!
ドカン
ドカン
ドカン

シナリオ 12

やってきたのはECGの学生。

学生　「こんちは。ペースメーカーです」

なんと、その学生のおかげで、我に返るドーキドキ倶楽部の三人。
三人、手を同時に観客の方に向けて、

三人　「うー!!!」

観客席、大いに沸く。
一同、拍手。

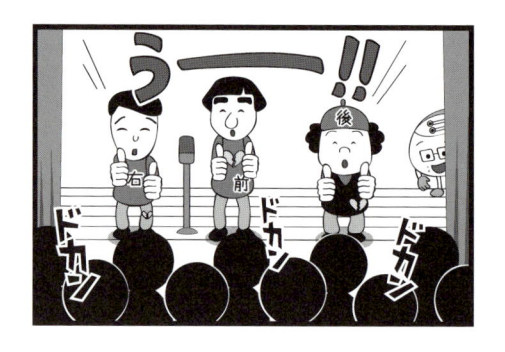

解説12 脚ブロック

❶ 脚ブロックの分類

　脚ブロックとは、心室内伝導障害で、**右脚・左脚における刺激の伝導が途絶**した状態を言います。心室内の刺激伝導系には、右脚と左脚（左脚前枝、左脚後枝）の3枝があります。

　右脚ブロックとは、刺激伝導系の右脚に伝導異常が起こったもので、**左脚ブロック**とは、刺激伝導系の左脚（左脚前枝、左脚後枝）に伝導異常が起こったものです。**2枝ブロック**とは、右脚と左脚前枝の2本、または右脚と左脚後枝の2本に伝導異常が起こったものをいい、**3枝ブロック**とは、右脚と左脚（左脚前枝、左脚後枝）の3枝に伝導異常が起こったものを言います（結果としてⅢ度房室ブロックとなります）。

　右脚ブロックは、基礎疾患を伴わない健常人にみられることが多いですが、線維の太い左脚のブロックは、心筋梗塞などの

心筋に重篤な基礎疾患を有していることが多いです。

　右脚と左脚（左脚前枝、左脚後枝）の単独のブロックでは、症状を出すことはなく、問題にならないことがほとんどですが、3枝ブロックでは徐脈になり、めまい、失神や息切れ、呼吸困難などの心不全症状を認めます。2枝ブロックは3枝ブロックに移行することが多いので、3枝ブロックに準じた治療法が考慮されます。

　治療も、基礎疾患のない右脚と左脚（左脚前枝、左脚後枝）の単独ブロックでは特に行いませんが、3枝ブロックの場合はペースメーカーが考慮されます。

❷ お笑い芸人にたとえると……

　音声さん（洞結節）から出された刺激に対し、普段は三人で反応し、客席がドカンと沸きます（刺激が3枝を伝わり、心筋が収縮）。

　音声さん（洞結節）から出された刺激に対するうっ君単独の障害（右脚ブロック）、チーム左脚単独の障害（左脚ブロック）では観客の反応はいまひとつですが、なんとかなってはいます。

　しかし、音声さん（洞結節）からの刺激に三人ともだれも反応しないと（3枝ブロック）、観客は全く反応せず（心筋は収縮せず）、何もしなければ、新宿しんぞう劇場の運営に関わって

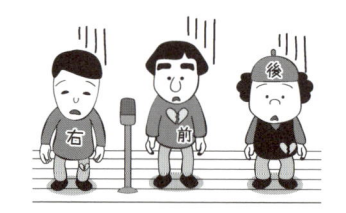

きます（**致死的な状況**）。

そこで、本社に連絡して手があいていたECGの学生がやってきます（**ペースメーカーの考慮**）。

それにより、我に返ったドーキドキ倶楽部。無事にまた、観客に笑いを振りまいていました。

❸ モニター心電図での脚ブロックの限界

上述のとおり、脚ブロックには、右脚ブロック、左脚ブロック、2枝ブロック、3枝ブロックがあります。脚ブロックの診断という観点から考えると、モニター心電図では正常0.10秒以下であるQRS幅が、0.10～0.12秒になる**不完全脚ブロック**と、0.12秒以上になる**完全脚ブロックの診断のみが可能**です。具体的に、どこの部分が伝導不良になったかを鑑別するには、**標準12誘導心電図が必要**になります。モニター心電図のみでは、右脚ブロックや左脚ブロックは確定診断できないのです。

標準12誘導心電図で、右脚ブロックはV₁誘導でQRS波に2つの山がある「M」型、V₅誘導で深くて幅の広いS波が特徴的です。一方、左脚ブロックはV₁誘導で幅の広い下向きのS波、V₅誘導で幅の広い2峰性のR波が特徴的です。

モニター心電図では、**QRS幅からブロックがあることを判断できればいい**です。

まとめ

【脚ブロック】

- ♥【概念】 右脚、左脚後枝、左脚前枝のいずれか1枝以上の伝導障害をいう。

- ♥【分類】 右脚の伝導障害を右脚ブロック、左脚に生じた場合を左脚ブロック（枝分かれする前の左脚主幹部が障害されるため前枝と後枝の両方がブロックされる）、右脚と左脚前枝あるいは右脚と左脚後枝に生じた場合を2枝ブロック、3枝に生じた場合を3枝ブロックという。3枝ブロックは完全房室ブロックとなる。

- ♥【原因】 単独の右脚ブロックは虚血性心疾患などの基礎疾患を有する場合もあるが、原因不明の場合が最も多い。健常人でも認められることがある。左脚ブロックは心筋梗塞などの広範な心筋虚血によることが多い。

♥【心電図】

① 右脚ブロック
- ヒス束に到達した興奮は右脚には伝導されず、まず正常な左脚を介して左心室が興奮し、その刺激が左心室から右心室へ伝わるため、右心室の興奮が遅れる。
- QRS幅の拡大（0.12秒以上で完全ブロック）
- 12誘導における典型的な波形を以下に示す。

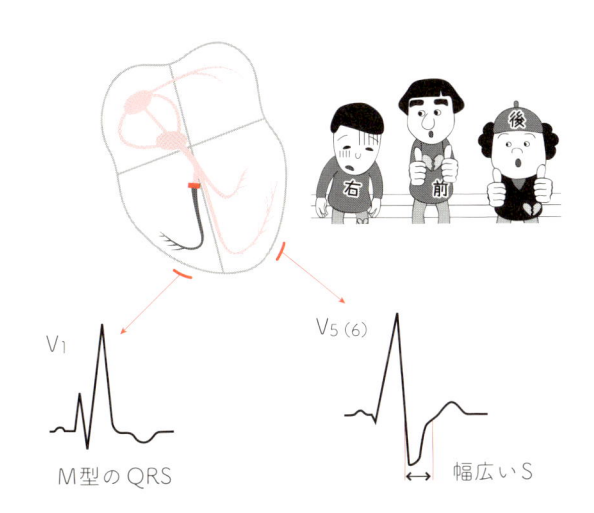

V₁　M型のQRS

V₅₍₆₎　幅広いS

エピローグ

　心臓を短時間で詳細に検査するのが標準12誘導心電図であるのに対し、心臓の状態を長時間観察する測定法がモニター心電図です。**モニター心電図はリアルタイムで心臓を長時間観察することが可能**で、病棟で幾人もの患者さんを同時に観察するのに適しています。

　モニター心電図での誘導は3点で、1種類の誘導での観察になります。そのため、心臓の詳細な状況を知るのには限界があり、モニター心電図で異常が認められたときは、**標準12誘導心電図が必ず必要**になります。

❷ モニター心電図の電極の誘導

　心電図の波形をなるべくはっきり見るために（特にP波）、モニター心電図の誘導には、**Ⅱ誘導**か**V₁誘導**が使われます。

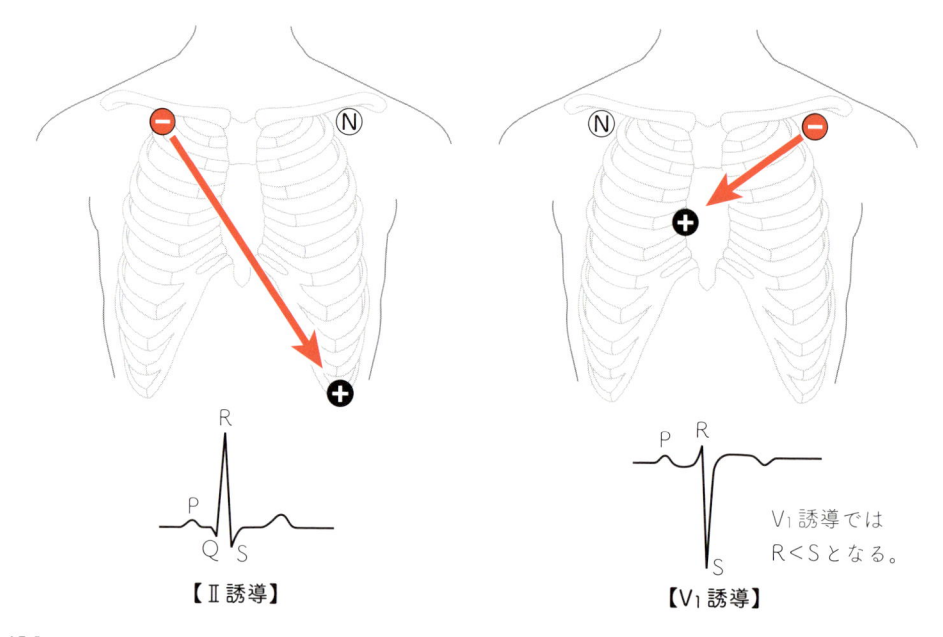

【Ⅱ誘導】

【V₁誘導】

V₁誘導ではR＜Sとなる。

Ⅱ誘導のときは、患者さんの左季肋部にプラス、右鎖骨下にマイナスの電極、左鎖骨下にアースを装着します。
　V₁誘導では、患者さんの胸骨右縁第4肋間にプラス、左鎖骨下にマイナスの電極、右鎖骨下にアースを装着して観察します。

❸ モニター心電図の限界

　モニター心電図は心臓の電気活動のリズムを知るのに優れていて、不整脈を把握・監視するのが得意なのですが、一方、虚血性心疾患（心筋梗塞）などを正確に診断することはできません。

　虚血性心疾患（心筋梗塞）が発症すると心電図の**ST部分に変化**が表れます。前述したとおり、モニター心電図は一方向からの電気の動き（誘導）しか見ていません。たまたま心筋梗塞に陥った部位がモニター心電図で観察していた誘導でST部分の変化の現れるところであれば診断することができますが、それ以外の部位での梗塞であるとモニター心電図では全く診断

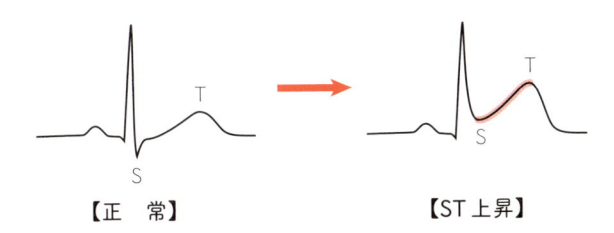

【正　常】　→　【ST上昇】

エピローグ

できません。

　虚血性心疾患を疑うような胸痛を患者さんが訴えた場合や、モニター心電図でST変化があった場合には、すばやく12誘導心電図でチェックするようにしましょう。標準12誘導心電図を行わず、モニター心電図だけでは虚血性心疾患の発症は診断できないと思っていたほうがいいです。このほか、脚ブロックについても正確な診断ができないため、標準12誘導心電図が必要になります（p.189参照）。

　これらの限界を知ったうえで、モニター心電図を十分に活用して下さい。

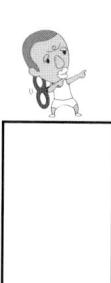

エンドロール
モニター心電図の読み方

❶ 救急蘇生が必要な心電図を見極める

　救急蘇生が必要な心電図かどうかを直ちに判断します。心臓が正常に動いていないだろうと思われる不整脈を判断するのです。一つは心静止です。心静止の心電図はP波もQRS波も認めず、一本の線のみです。もう一つは、不規則なギザギザの波形を示す心室細動です。R-R間隔が不定で心臓が正常に動いていない危険な状態です。どちらも対応として救急蘇生が必要です。

❷ 心拍数から頻脈、徐脈を判断する

　次は心拍数を求めます。心拍数の求め方はp.26で述べたとおりR-R間隔の中にある太枠の数がいくつあるかで判断します。太枠の数が3〜6マスが正常の心拍数50〜100回/分に相当します。

❸ リズム（洞調律かどうか）を判断する

次に心臓が収縮するリズムを判断します。規則正しく収縮しているのか（R-R間隔が規則正しいか）ということです。R-R間隔が等しければ心拍のリズムは整、バラバラであれば不整と判断されます。

❹ QRS波を観察する

心室の収縮であるQRS波を観察します。具体的にはQRS波の幅を測定します。正常なQRS幅は2.5mm未満で3.0mm以上になると異常です。心室内での刺激伝導の異常などが疑われます。

❺ P波を観察する

心房の収縮であるP波を確認します。P波を認めるのか、認めないのか（見にくいのか）、あっても形は正常なのか、その幅（PQ間隔）は正常なのかを判断します。

では、これより実践トレーニングをしてみましょう。前述した❶〜❺に従って、それぞれの心電図を読んでみて下さい。

モニター心電図の読み方

心電図 01

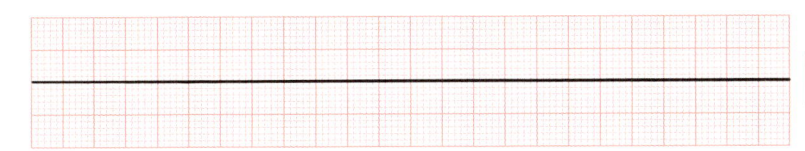

解説 →

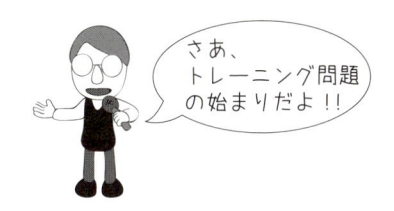

さあ、トレーニング問題の始まりだよ!!

心電図 02

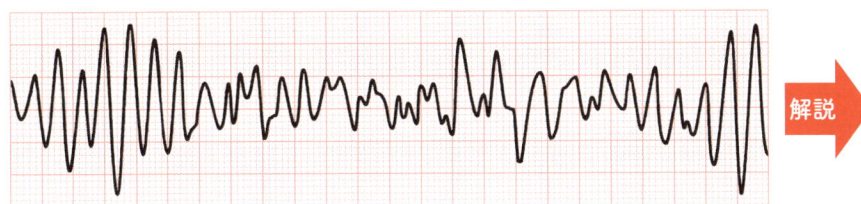

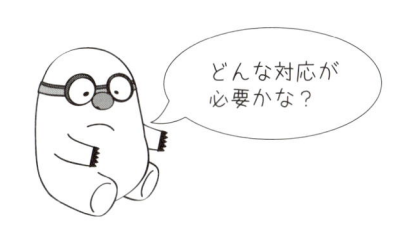

解説 →

どんな対応が必要かな?

エンドロール

心電図 01 の解説

```
         波形がない
━━━━━━━━━━━━━━━━━━━━━━━━━━━━━
   P波は認めない    QRS波は認めない
```

- 【心拍数】波形がない。心拍数は「0」。
- 【リズム】波形がないのでリズムもなにもない。
- 【QRS波】QRS波は認めない。
- 【P　波】P波は認めない。
- 【診　断】心静止。
- 【対　応】救急蘇生が必要。

心電図 02 の解説

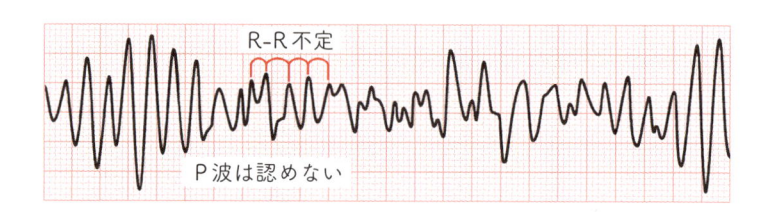

R-R不定
P波は認めない

- 【心拍数】R-R間隔は3マス未満。頻脈。
- 【リズム】R-R間隔は不定。
- 【QRS波】QRS波の幅は広く、振幅も不規則。
- 【P　波】P波は認めない。
- 【診　断】心室細動。（p.62参照）
- 【対　応】救急蘇生が必要。

モニター心電図の読み方

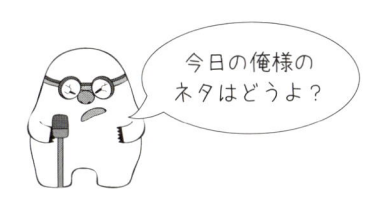

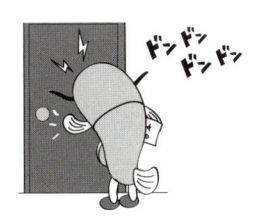

心電図 03

II

今日の俺様の
ネタはどうよ？

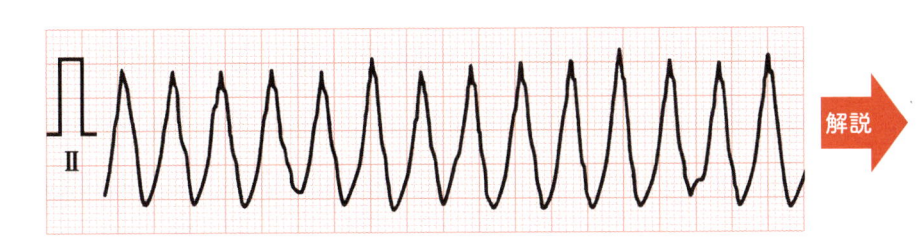

解説 →

心電図 04

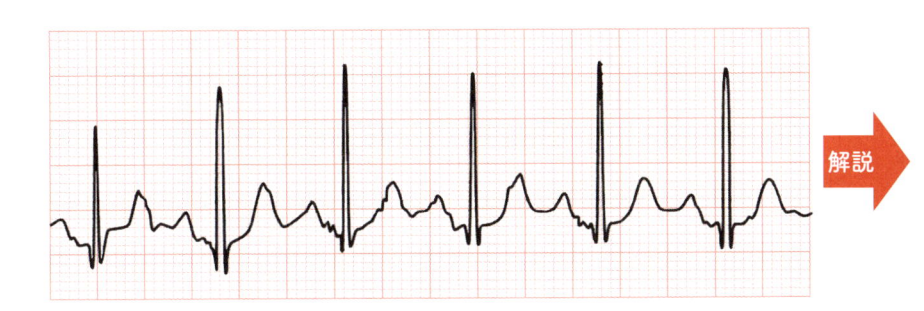

解説 →

ドンドン
ドンドン

201

エンドロール

心電図 03 の解説

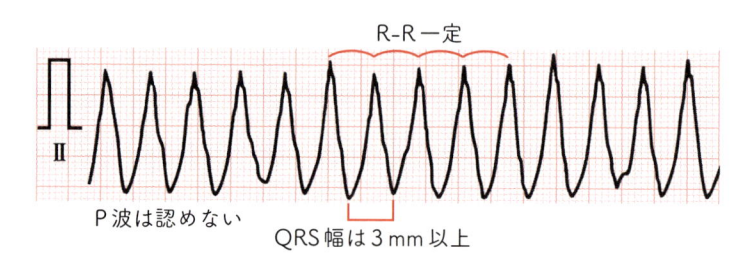

P波は認めない　QRS幅は3mm以上　R-R一定

- 【心拍数】　R-R間隔は3マス未満。頻脈。
- 【リズム】　R-R間隔は一定。
- 【QRS波】　QRS波の幅は3mm以上。異常。
- 【P　波】　P波は認めない。
- 【診　断】　**心室頻拍**。（p.74参照）
- 【対　応】　脈を触知できない場合（pulseless）は救急蘇生が必要。

心電図 04 の解説

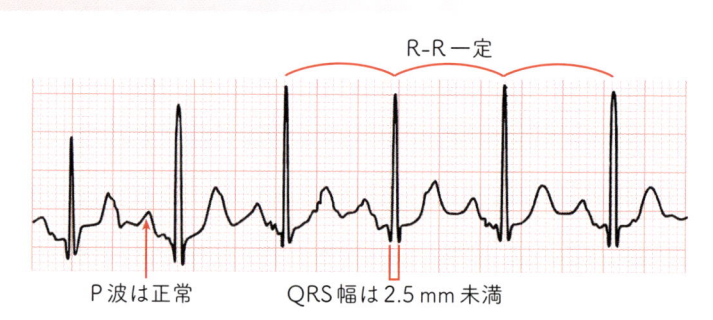

P波は正常　QRS幅は2.5mm未満　R-R一定

- 【心拍数】　R-R間隔は3マス未満。頻脈。
- 【リズム】　R-R間隔は一定。
- 【QRS波】　QRS波の幅は2.5mm未満。正常。
- 【P　波】　P波は正常。
- 【診　断】　**洞性頻脈**。（p.32参照）
- 【対　応】　特に治療は必要なし。

モニター心電図の読み方

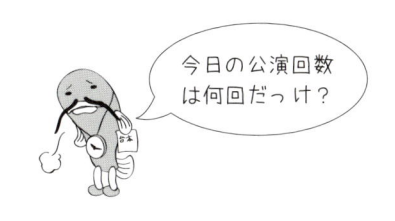

心電図 05

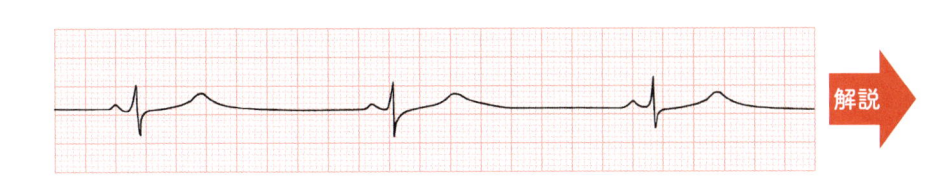

→ 解説

今日の公演回数は何回だっけ？

心電図 06

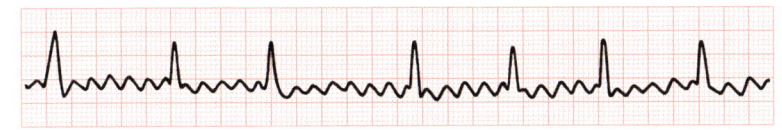

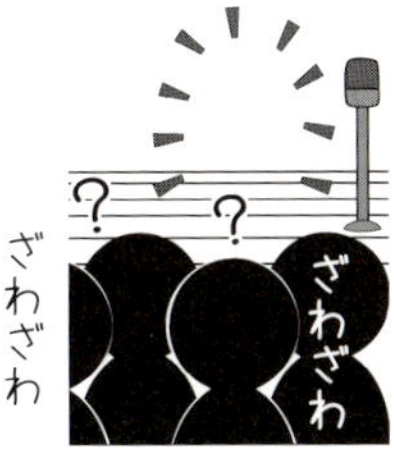

→ 解説

ざわざわ

203

エンドロール

心電図 05 の解説

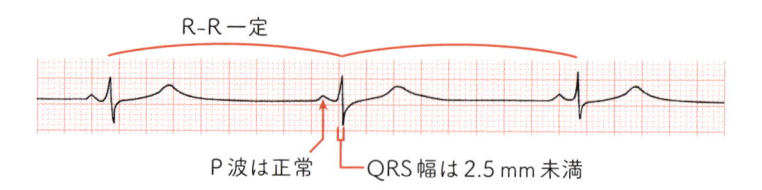

P 波は正常　QRS 幅は 2.5 mm 未満
R-R 一定

【心 拍 数】R-R 間隔は6マス以上。徐脈。
【リ ズ ム】R-R 間隔は一定。
【QRS 波】QRS 波の幅は2.5 mm 未満。正常。
【P　　波】P 波は正常。
【診　　断】洞性徐脈。(p.33 参照)
【対　　応】特に治療は必要なし。

心電図 06 の解説

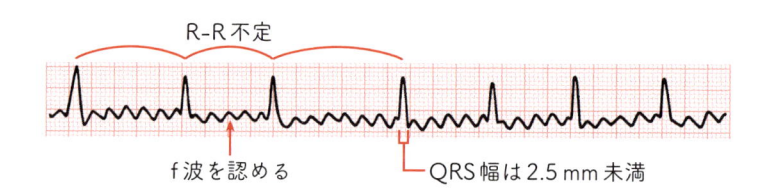

R-R 不定
f 波を認める　QRS 幅は 2.5 mm 未満

【心 拍 数】R-R 間隔は3〜6マス。正常。
【リ ズ ム】R-R 間隔は不定。異常。
【QRS 波】QRS 波の幅は2.5 mm 未満。正常。
【P　　波】P 波は認めない。細かい基線の揺れ(f 波)を認める。
【診　　断】心房細動。(p.50 参照)
【対　　応】血圧の低下があった場合、緊急に治療が必要。

モニター心電図の読み方

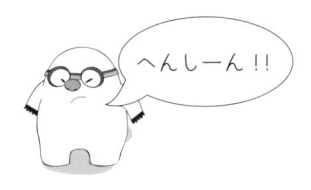

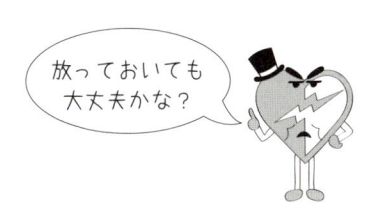

心電図 07

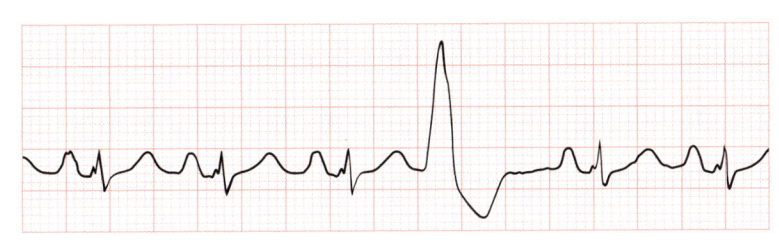

解説

へんしーん!!

心電図 08

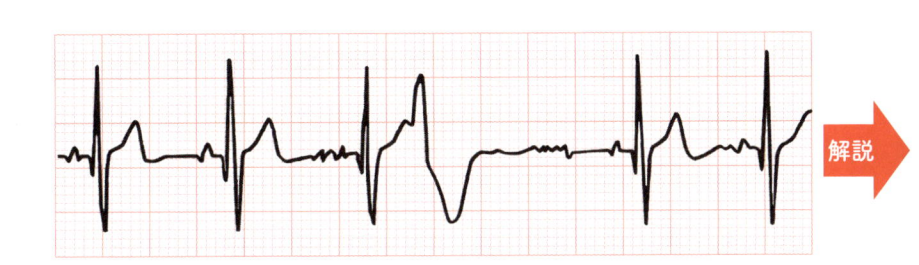

解説

放っておいても大丈夫かな?

205

エンドロール

心電図07の解説

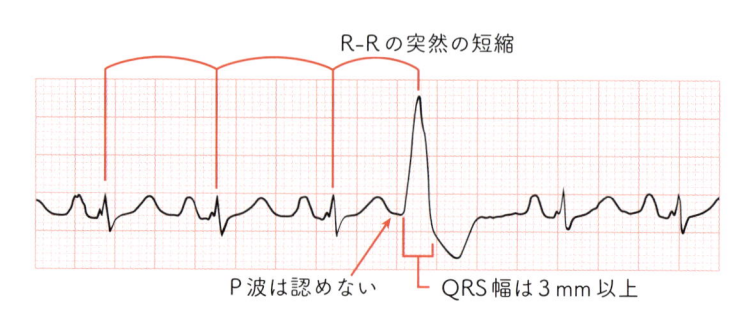

R-Rの突然の短縮

P波は認めない　QRS幅は3mm以上

【心拍数】期外収縮以外のR-R間隔は3マス弱。やや頻脈ぎみ。
【リズム】R-R間隔は突然短縮。
【QRS波】期外収縮のQRS波の幅は3mm以上。
【P　波】期外収縮のP波は認めない。
【診　断】**心室期外収縮（単発）**。（p.99参照）
【対　応】症状がなければ治療は必要なし。

心電図08の解説

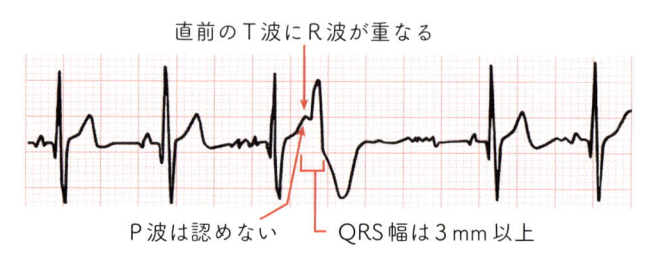

直前のT波にR波が重なる

P波は認めない　QRS幅は3mm以上

【心拍数】期外収縮以外のR-R間隔は3マス弱。やや頻脈ぎみ。
【リズム】R-R間隔は突然短縮。
【QRS波】期外収縮のQRS波の幅は3mm以上。
　　　　直前のT波にR波が重なっている。
【P　波】期外収縮のP波は認めない。
【診　断】**心室期外収縮（R on T）**。（p.100, 102参照）
【対　応】緊急に治療が必要。

モニター心電図の読み方

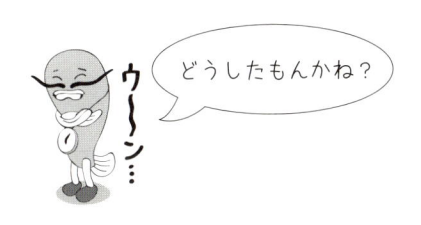

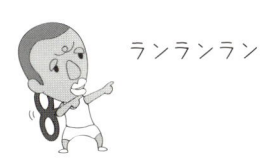

心電図 09

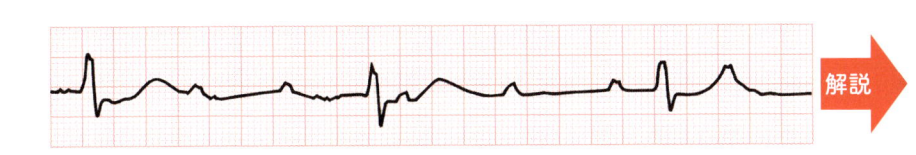

どうしたもんかね？
ウ〜ン…

心電図 10

ランランラン

207

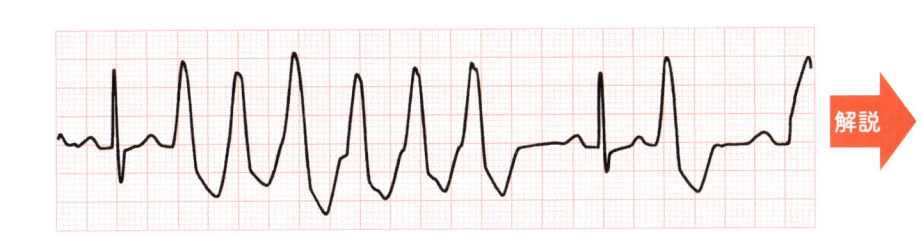

エンドロール

心電図 11 の解説

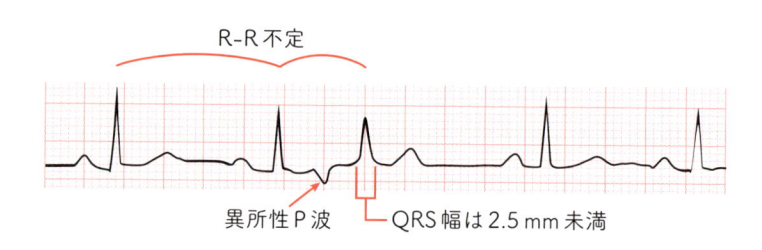

R-R不定
異所性P波　QRS幅は2.5mm未満

- 【心拍数】　期外収縮以外ではR-R間隔は3〜6マス。正常。
- 【リズム】　R-R間隔は不規則。異常。
- 【QRS波】　QRS波の幅は2.5mm未満。正常。
- 【P　波】　P波は認めるが、本来より早く出現（異所性P波）。
- 【診　断】　**心房期外収縮**。（p.86参照）
- 【対　応】　症状がなければ治療は必要なし。

心電図 12 の解説

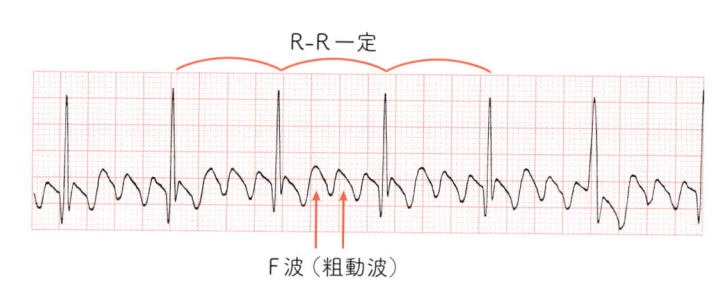

R-R一定
F波（粗動波）

- 【心拍数】　R-R間隔は3〜6マス。
- 【リズム】　R-R間隔は一定。
- 【QRS波】　QRS波の幅は2.5mm未満。正常。
- 【P　波】　P波は認めないが、粗動波（F波）を認める。
- 【診　断】　**心房粗動（4：1伝導）**。（p.54参照）
- 【対　応】　血圧が低下している場合、緊急に治療が必要。

モニター心電図の読み方

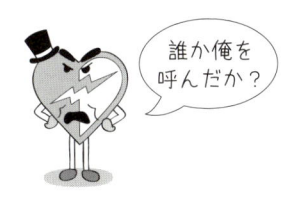

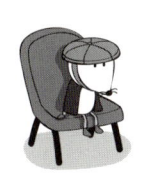

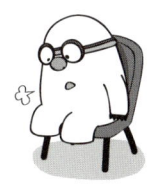

心電図 13

解説

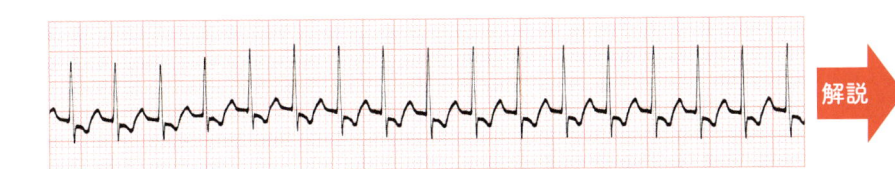

誰か俺を呼んだか？

心電図 14

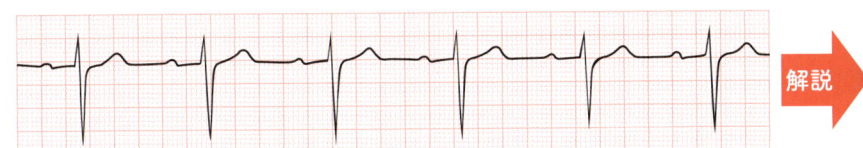

解説

211

エンドロール

心電図13の解説

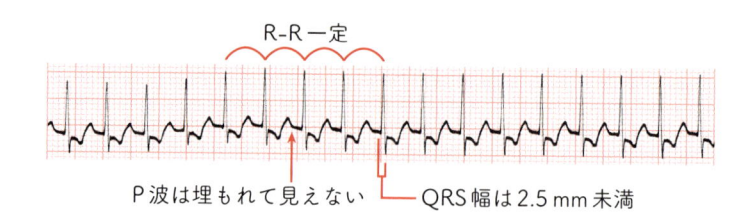

R-R一定
P波は埋もれて見えない
QRS幅は2.5 mm未満

【心拍数】R-R間隔は3マス未満。頻脈。
【リズム】R-R間隔は一定。
【QRS波】QRS波の幅は2.5 mm未満。正常。
【P　波】P波は埋もれて認めない。
【診　断】発作性上室頻拍。（p.113参照）
【対　応】緊急に治療が必要。

心電図14の解説

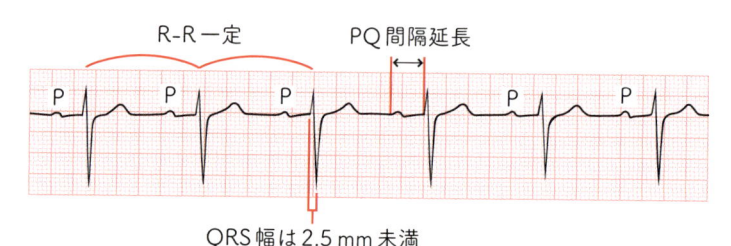

R-R一定
PQ間隔延長
QRS幅は2.5 mm未満

【心拍数】R-R間隔は3～6マス。
【リズム】R-R間隔は一定。
【QRS波】QRS波の幅は2.5 mm未満。正常。
【P　波】P波は認める。
　　　　ただしPQ間隔が0.21秒以上に延長している。
【診　断】Ⅰ度房室ブロック。（p.140参照）
【対　応】特に治療は必要なし。

モニター心電図の読み方

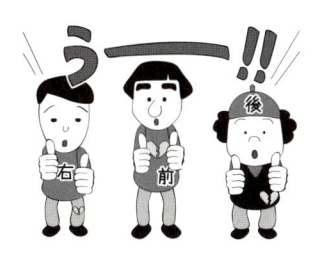

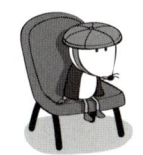

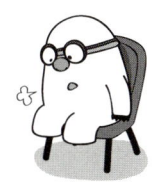

心電図 15

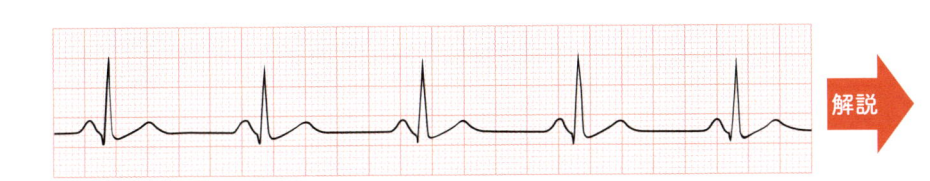

解説

心電図 16

解説

213

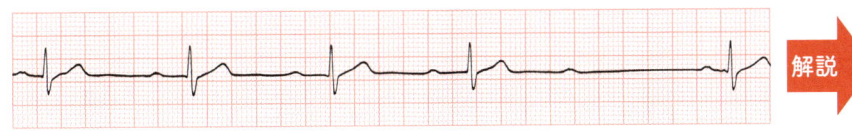

心電図 15 の解説

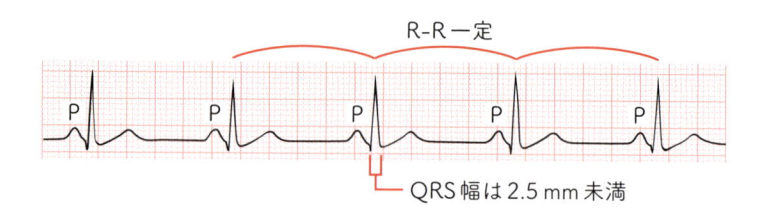

```
      R-R 一定
P   P   P   P   P
        QRS 幅は 2.5 mm 未満
```

- 【心拍数】 R-R 間隔は 3〜6 マス。正常。
- 【リ ズ ム】 R-R 間隔は一定。正常。
- 【QRS波】 QRS 波の幅は 2.5 mm 未満。正常。
- 【P 波】 P 波は認める。
- 【診 断】 正常波。(p.13 参照)
- 【対 応】 特に治療は必要なし。

心電図 16 の解説

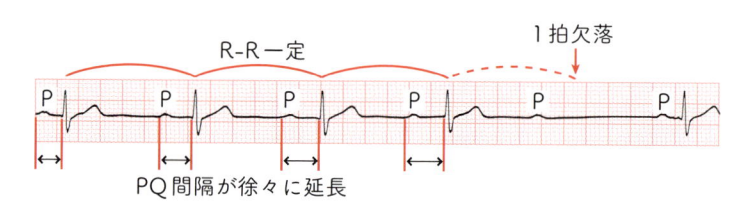

```
   R-R 一定               1 拍欠落
P   P   P   P   P   P
    PQ 間隔が徐々に延長
```

- 【心拍数】 R-R 間隔は約 6 マス。正常。
- 【リ ズ ム】 R-R 間隔は一定。但し、1 拍欠落している。
- 【QRS波】 QRS 波の幅は 2.5 mm 未満。正常。
- 【P 波】 P 波は認める。
  ただし PQ 間隔が徐々に延長している。
- 【診 断】 Ⅱ度房室ブロック（Wenckebach 型）。(p.142 参照)
- 【対 応】 特に治療は必要なし。

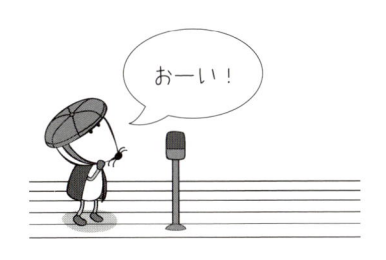

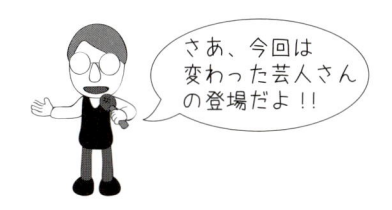

モニター心電図の読み方

心電図 17

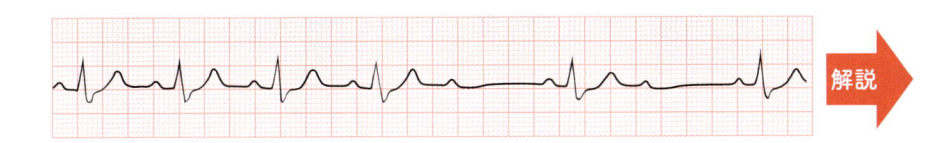

解説

おーい！

心電図 18

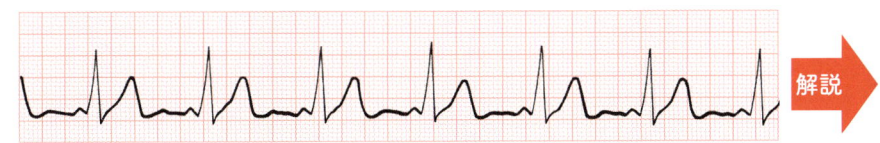

解説

さあ、今回は変わった芸人さんの登場だよ！！

215

エンドロール

心電図 17 の解説

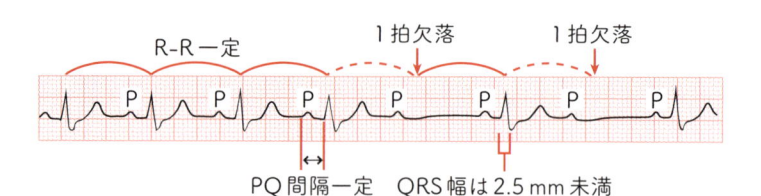

PQ間隔一定　QRS幅は 2.5 mm 未満
R-R一定　1拍欠落　1拍欠落

- 【心拍数】R-R間隔は3〜6マス。
- 【リズム】R-R間隔は一定。いきなり欠落している。
- 【QRS波】QRS波の幅は2.5 mm未満。正常。
- 【P　波】P波は認める。PQ間隔は一定。
- 【診　断】Ⅱ度房室ブロック（MobitzⅡ型）。（p.144参照）
- 【対　応】緊急に治療が必要。

心電図 18 の解説

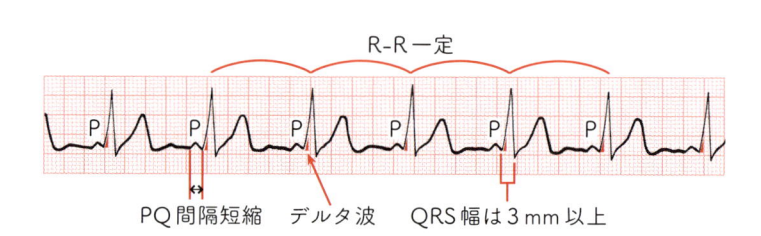

R-R一定
PQ間隔短縮　デルタ波　QRS幅が3 mm以上

- 【心拍数】R-R間隔は3〜6マス。正常。
- 【リズム】R-R間隔は一定。
- 【QRS波】QRS波の幅は3 mm以上。異常。デルタ波も認める。
- 【P　波】P波は認める。PQ間隔は短縮している。
- 【診　断】WPW症候群。（p.175参照）
- 【対　応】発作時には緊急に治療が必要。

まとめ　危険な不整脈とその対応

救急蘇生などの緊急の対応が必要な不整脈

- 心静止
- 心室細動
- 心室頻拍
- 発作性上室頻拍
- 血圧低下を伴う、①心房粗動、②心房細動、③房室ブロック

除細動の必要な不整脈

非同期通電（カウンターショック）
- 心室細動
- 無脈性心室頻拍

同期通電（カルジオバージョン）
- 発作性上室頻拍
- 血行動態が安定しない心房細動
- 血行動態が安定しない心房粗動

ペースメーカーの考慮が必要な不整脈

- 症状のある洞不全症候群
- Ⅲ度房室ブロック
- Ⅱ度房室ブロック（Mobitz Ⅱ型）

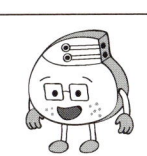

無脈性電気活動（PEA；pulseless electrical activity）：PEAはモニター心電図のみでは診断することはできません。心電図の波形はさまざまで、典型的なものはないからです。**脈拍を触知できるかどうかが判断のポイント**になります。刺激伝導系は正常でも、出血、心タンポナーデなどで心臓から血液を拍出できない状況になってしまっているのです。脈拍が触知できず、血圧もなく、非常に危険な状況なので**緊急に適切な対応が必要**になります。

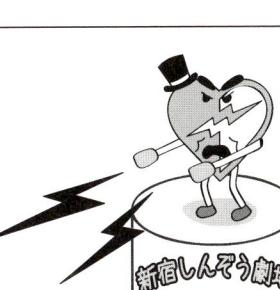

【あ行】

息こらえ法……………………… 110
意識消失………………………… 60
異所性P波……………………… 83
異所性興奮……………………… 51

ウェンケバッハ型……… 134, **142**
右脚……………………………… 9, **187**
右脚ブロック…………… 187, **191**

永久ペースメーカー…………… 148

【か行】

カウンターショック
　　………………… 49, 63, 75, 217
カテーテルアブレーション
　　……………… 55, 75, **116**, 176
カルジオバージョン……… 49, **217**
完全脚ブロック………………… 189
完全房室ブロック……………… 146

期外収縮………………………… 82
脚………………………………… 13
脚ブロック……………… 187, **190**
キャリブレーション…………… 25
救急蘇生………………………… 197
急性心筋梗塞…………………… 195
胸部誘導………………………… 193
虚血性心疾患…………………… 195
記録紙…………………………… 23

頸動脈洞マッサージ…………… 110
血栓……………………………… 48, **53**

抗凝固薬………………………… 48
抗凝固療法……………………… 53
較正波…………………………… 25
高度房室ブロック……………… 145

【さ行】

細動波……………………… 44, **51**
再分極…………………………… 12
左脚……………………………… 9, **187**
左脚ブロック…………… 187, **192**
三段脈……………………… 88, **100**
刺激伝導系……………………… 13
四肢誘導………………………… 193
失神……………………… 75, **147**
自動体外式除細動器…… 49, **217**
自動能……………………… 14, **166**
ショートラン……………… 88, **100**
除細動…………………………… 217
徐脈……………………… 21, **197**
徐脈頻脈症候群………… 160, **164**
心筋梗塞………………………… 195
心原性脳塞栓…………………… 52
心室……………………………… 9
心室期外収縮…………… 96, **99**
心室細動………………… 60, 62, **197**
心室内の伝導時間……………… 71
心室内変行伝導………………… 89
心室頻拍………………… 70, **74**
心静止…………………………… 197
心臓突然死……………………… 63
心拍数…………………… 21, **197**
　── の求め方………………… 26
心房……………………………… 9
心房期外収縮…………… 82, **86**

心房細動·····················43, **50**
心房粗動·····················43, **54**

スポーツ心臓················· 33

正常波······················ 7, 13
絶対性不整脈·················· 51

粗動波·····················**46**, 55

【た行】

多形性心室頻拍················ 70
多源性······················ 100
脱分極······················ 12
単形性心室頻拍················ 70
単源性······················ 100

致死性不整脈············63, 71, 75
調律······················· 12

デルタ波·················173, **176**
電気的除細動···············**49**, 217
電極······················· 193

動悸······················· 109
同期下カルジオバージョン
　　················49, 55, 217
洞結節··············9, 13, 14, 158
洞性徐脈··········21, 30, **33**, 159
洞性頻脈··············21, 28, **32**
洞調律······················ 12
洞停止··················159, **164**
洞不全症候群············158, **163**
洞房ブロック············159, **164**

突然死······················ 63

【な行】

二段脈····················**87**, 100

脳梗塞······················ 53
脳塞栓······················ 52

【は行】

パフ（PAF）················· 51

ヒス束······················ 9
非同期除細動···············**49**, 217
標準12誘導心電図············· 193
頻拍発作···················· 172
頻脈····················**21**, 197

不応期······················ 89
不完全脚ブロック·············· 189
副伝導路················114, **172**
フラッター··················· 55
プルキンエ線維················ 9
ブロック···················· 130
分極······················· 11

ペースメーカー···········145, **148**
変行伝導···················· 89

房室ブロック················· 130
房室リエントリー性頻拍
　　················108, 114
房室結節···················· 9
房室結節リエントリー性頻拍
　　················108, 114

221

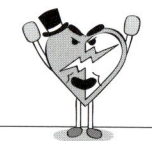

房室接合部……………… 82, 108	迷走神経刺激……………… 110
房室伝導時間……………… 131	モニター心電図…………… 193
補充調律…………………… 166	── の限界……………… 195
発作性上室頻拍………… 108, **113**	モビッツⅡ型………… 136, **144**
発作性心房細動…………… 51	

【ま行】

【ら行】

ミリボルト………………… 23	リエントリー…………… **43**, 108
無脈性心室頻拍…………… 74	ローン分類………………… 101

ビビッと心電図 −波に乗ったお笑い芸人−
【モニター心電図編】
特別付録・ミニブック「モニター心電図のちょっとイイ話」

2014年2月10日 第1版

編 集	リブロ・サイエンス編集部
発 行 者	稲田 誠二
イラスト制作	株式会社 シンフィールド
	(画) スタジオLTJ　なほい もき
発 行 所	株式会社 リブロ・サイエンス
	〒163-8510　東京都新宿区西新宿2-3-3
	KDDIビル アネックス2階
	電話 (03) 5326-9788
印 刷	株式会社 ルナテック
表紙デザイン	伊藤 康広 (松生庵文庫)

ⒸLibroScience, 2014
ISBN 978-4-902496-48-2
Printed in Japan

落丁・乱丁は小社宛にお送り下さい。
送料小社負担にてお取り替えいたします。
定価はカバーに表示してあります。